Heike Christmann

Schwindel verstehen und aktiv begegnen

Ein Ratgeber für Betroffene und Therapeuten

RATGEBER

für Angehörige, Betroffene und Fachleute

Herausgeber:

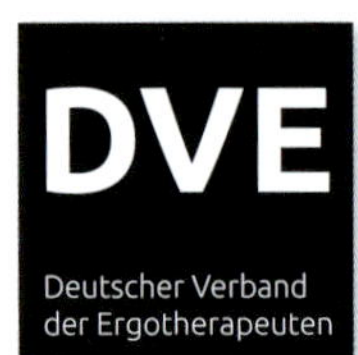

Heike Christmann

Schwindel verstehen und aktiv begegnen

Ein Ratgeber für Betroffene und Therapeuten

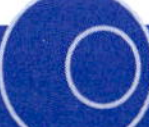

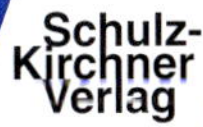

Bibliografische Information der Deutschen Nationalbibliothek

Die Deutsche Nationalbibliothek verzeichnet diese Publikation in der Deutschen Nationalbibliografie; detaillierte bibliografische Daten sind im Internet über http://dnb.d-nb.de abrufbar.

1. Auflage 2020
ISBN 978-3-8248-1271-4
eISBN 978-3-8248-9913-5

Mollweg 2, D-65510 Idstein
Vertretungsberechtigte Geschäftsführer:
Dr. Ullrich Schulz-Kirchner, Martina Schulz-Kirchner
Titelfoto: © lagom – Adobe Stock
Fachlektorat: Thomas Leidag
Lektorat: Susanne Koch
Umschlagentwurf und Layout: Petra Jeck/Susanne Koch
Druck und Bindung:
TZ-Verlag & Print GmbH, Bruchwiesenweg 19, 64380 Roßdorf
Printed in Germany

Inhalt

Vorwort des Herausgebers

Jeder kennt Schwindel ... als Kind haben wir uns schnell im Kreis gedreht und das Schwinden der Sinne fasziniert erprobt. Wir können Schwindel also selbst aktiv herbeiführen. Problematisch wird es für uns, wenn der Schwindel plötzlich da ist – unerwartet und unerwünscht.

Schwindel kann viele Ursachen haben, er betrifft jedoch direkt unsere Handlungsfähigkeit und macht uns Angst.

Wenn Handlungsfähigkeit im Alltag beeinträchtigt wird, was liegt dann näher als Ergotherapie?

Ich freue mich sehr über diesen Ratgeber, der mit fundiertem und verständlichem Wissen die Angst reduzieren und durch ergotherapeutische Begleitung die Handlungsfähigkeit verbessern kann.

Den Schwindel zu verstehen, ihm eine Grenze zu setzen, um sich nicht mehr so hilflos ausgeliefert zu fühlen, sind einige Ziele dieses Ratgebers. Neben dem Fachwissen berücksichtigt er durchgängig die psychischen Auswirkungen, vermittelt konkrete Tipps und bietet zahlreiche Hinweise zu weiterführenden Angeboten.

Interprofessionell erstellt, theoretisch und praktisch fundiert bietet dieser Ratgeber eine gute Grundlage, um vom Schwindel Betroffenen zu helfen, ihre Ziele zu erreichen und ihren Alltag leben zu können.

Andreas Pfeiffer
Herausgeber für den DVE

| Geleitwort

Das Leitsymptom „Schwindel" beschäftigt wirklich viele Patienten und Ärzte der verschiedensten Disziplinen. Auch wenn – nach dem Hausarzt – HNO-Ärzte und Neurologen sicher primäre Ansprechpartner bei Schwindel sein sollten, geraten Betroffene doch häufig in eine Schleife aus Arztbesuchen mit Teilerklärungen und unterschiedlichen Behandlungsangeboten.

Umso wichtiger ist es für die Patientin und den Patienten selbst, eine Vorstellung von den Beschwerden und möglichen Ursachen zu haben.

Heike Christmann hat in diesem Ratgeber in verständlicher Sprache ein paar wichtige Aspekte zusammengefasst. Nicht harte Studiendaten sind Inhalt der Broschüre, sondern die anschauliche Darstellung der Symptomentstehung und Therapie. Die damit einhergehende Vereinfachung der Inhalte ist aus medizinischer Sicht (noch) vertretbar, da sie Betroffenen ein besseres Verständnis für die Problematik ermöglicht.

Ich wünsche dem Ratgeber eine weite Verbreitung unter mündigen Betroffenen und ihren Angehörigen!

Bad Aibling, den 1. April 2020

Prof. Dr. med. Klaus Jahn
Schön Klinik Bad Aibling und
Deutsches Schwindel- und Gleichgewichtszentrum
der Universität München (LMU)

| Einleitung

Warum nimmt man eine Verlagsanfrage an, einen kurzgefassten Ratgeber zum Thema Schwindel zu schreiben, obwohl die Herausforderung sehr groß ist, ein derart komplexes Thema bündig darzustellen?

In meiner langjährigen Tätigkeit als Bewegungs- und Ergotherapeutin begegnete mir Schwindel in den unterschiedlichsten Arbeitsbereichen. Für die Betroffenen war ihr persönliches Schwindelproblem oft ein stark limitierender Faktor, einen gangbaren Weg zu finden, der sicheren Boden unter den Füßen versprach. Die Vielschichtigkeit und die Auswirkungen des Schwindelerlebens auf das Lebensumfeld und die Alltagsgestaltung haben mich viel lernen lassen.

Erfahrungswissen verknüpft mit wissenschaftlich-medizinischen Kenntnissen rund um Schwindelsymptomatiken bildet die Grundlage dieses Ratgebers. Er versucht häufig gestellte Fragen im Rahmen meiner ergotherapeutischen Schwindelbehandlung nachvollziehbar zu klären und Inhalte intensiver individueller Aufklärungsbestrebungen, Ansätze der vestibulären Rehabilitationstherapie und das alltagspraktische Umsetzen der Übungsprinzipien weiterzugeben. Deshalb gilt mein Dank allen Patientinnen und Patienten für ihre Rückmeldungen zum Schwindelerleben und zur Wirkung therapeutischer Maßnahmen.

Besonders danke ich Herrn Professor Klaus Jahn für die Mühe, fachlich gegenzulesen und ein Geleitwort zu schreiben. Ein herzliches Dankeschön geht auch an meine Kollegin aus der Physiotherapie Silvy Kellerer für Impulse, die sicherlich interessierte physiotherapeutische Kollegen ansprechen. Meinem Ehemann Toni danke ich für seine verständnisvolle und mutmachende Unterstützung, dieses Projekt zu vollenden.

Aus Gründen der besseren Lesbarkeit wird auf die gleichzeitige Verwendung des männlichen und weiblichen Geschlechts verzichtet. Sämtliche Personenbezeichnungen gelten gleichwohl für alle Geschlechter.

| Einführung in die Welt des Schwindels – was ist Schwindel überhaupt?

Die meisten Menschen kennen Schwindelgefühle unterschiedlicher Couleur. In unserer Kindheit haben wir vielleicht großen Spaß daran gehabt, Schwindel auf dem Karussell oder einem Spielplatz zu provozieren. Der Lust daran, sich zu drehen, hoch hinaus schaukeln zu können, sich fallen zu lassen oder herumzuwirbeln, ist Teil der kindlichen Gleichgewichtsentwicklung, kann aber auch im Erwachsenenalter noch einen Lustfaktor darstellen.
Doch überfällt uns plötzlich und unerwartet ein Schwindelgefühl aus dem Nichts, kann es persönlich als unangenehm bis bedrohlich wahrgenommen werden. Mit der Empfindung eines nicht beherrschbaren Kreisens, Trudelns, Schwankens oder Hinabgezogenwerdens verbinden wir nun einen destabilisierenden Verlust von Halt, Kontrolle und Orientierung (vgl. Schaaf 2016). Um besser verstehen zu können, was mit dem Begriff Schwindel überhaupt gemeint ist, lassen Sie uns gemeinsam in die mehrdimensionale Welt des Schwindel(n)s eintauchen.

Das Schwinden der Sinne – ein mehrdimensionaler Begriff

Woran denken Sie, wenn Sie den Begriff Schwindel hören? Vielleicht fällt Ihnen der letzte Ausflug ein, als Ihnen beim Blick von einer Aussichtsplattform in die Tiefe ganz mulmig wurde. Oder Sie haben einen Arzt aufgesucht, weil Sie von unerklärlichen Schwindelattacken gequält wurden, die Sie an Karussell fahren oder das Stehen auf schwankendem Boden erinnern.

Manche Menschen leiden unter einer als traumatisch erlebten Begebenheit, in der ihnen schwindelig wurde. Sie klagen dann immer wieder über Schwindel, wenn sich z. B. zwischenmenschliche Konflikte ergeben oder wenn sie in Situationen mit komplexen Umgebungsreizen geraten (z. B. laute Geräusche, räumliche Enge, blendendes Licht).

Oder Sie erinnern sich an eine Situation, in der Sie sich gefragt haben, ob der Wahrheitsgehalt der eben erhaltenen Information stimmig ist. Vielleicht haben Sie sich auch einmal dabei ertappt, nicht ganz ehrlich zu sich selbst gewesen zu sein (sich selbst beschwindelt zu haben) …

Schwindel ist ein **mehrdimensionales Geschehen.** Dahinter versteckt sich

- oft ein Begriff mit tief greifendem Bedeutungsgehalt (z. B. beschwindelt werden, sich selbst etwas vormachen),
- ein physiologisch erklärbares Phänomen (z. B. Höhenschwindel, Reiseschwindel),
- ein Symptom für eine organische oder psychische Erkrankung,

jedoch kein eigenständiges Krankheitsbild!

Sowohl physiologische Schwindelwahrnehmungen als auch organisch bedingte Schwindelempfindungen sind in der Regel mit einer mentalen Bewertung und einer Emotion entsprechend der Situation oder der Umgebungsbedingungen, in der sie erlebt wurden, verbunden.

Schwindel und Gleichgewicht

Die Mehrdimensionalität des Begriffs Schwindel zeigt sich in der Bandbreite an Schwindelbeschwerden. Schwindel ist per Definition eine unangenehme Störung der räumlichen Orientierung oder der ungewöhnlichen Bewegungswahrnehmung des eigenen Körpers oder der Umwelt (Brandt et al. 2013). Es gibt **drei besonders wichtige Sinnessysteme,** die stetig miteinander arbeiten und unser Gleichgewicht kontrollieren und austarieren:

❶ Die Gleichgewichtsorgane im Innenohr (Vestibularapparat)

Das **vestibuläre System** besteht aus drei Bogengängen, die sich gut geschützt jeweils im rechten und linken Innenohr befinden und für die Messung der Drehbeschleunigung in den drei Raumebenen (z. B. bei Kopfwendung nach rechts/links oder hoch/runter) zuständig sind. Ihre Messergebnisse stimmen sich eng mit denen der beiden Gleichgewichtssäckchen Sacculus und Utriculus ab. Letztere sind für die Messung der horizontalen und vertikalen Linearbeschleunigung zuständig (z. B. Bremsen/Anfahren, Lift fahren). Der Sacculus ist dabei für Bewegungsänderungen auf vertikaler Ebene verantwortlich, der Utriculus für Bewegungsänderungen auf der horizontalen Ebene.

! Unser Vestibularapparat (Gleichgewichtsorgane) ist das einzige Organ unseres Körpers, das Geschwindigkeit messen kann. Liegen dort Störungen vor, sind die Beschleunigungsmessungen fehlerhaft, und wir erleben Schwindel.

❷ Die Bewegungen der Augenmuskeln (Okulomotorik) in Interaktion mit dem vestibulären System

Das **okulomotorische System** (Augenbewegung) leistet motorische Aufgaben. Es interagiert mit dem **visuellen System,** das für unsere Sehkraft, Sehschärfe und die Wahrnehmung des Ge-

sehenen verantwortlich ist. Es besteht aus dem Sinnesorgan Auge, dem Sehnerv und Anteilen unseres Gehirns.
Über unsere Augen treffen optische Reize aus der Umwelt ein. Sie landen auf der Netzhaut. Von dort leitet der Sehnerv die optischen Reize weiter zum Gehirn. Erst wenn die Signale im Gehirn angekommen sind, wissen wir, wo wir gerade sind, und können uns in der Umgebung orientieren.

! Eine nachlassende Sehschärfe (Visus) kann im Gegensatz zu Störungen der Augenmuskelbewegungen mit einer Brille korrigiert werden.
Die Augenmuskeln sind Teil des visuellen Systems und tragen ihren Teil dazu bei, dass wir unseren Fokus auf etwas Interessantes ausrichten und infolgedessen klar erfassen können.
Wenn Schädigungen, Tumore oder Entzündungsprozesse des Gleichgewichtsorgans/-nervs oder in den dazugehörigen Hirnstrukturen vorliegen, muss die enge Zusammenarbeit der Augenmuskulatur mit den Gleichgewichtsorganen durch andere Mittel und Wege wiederhergestellt werden (z. B. durch Koordinationstraining für das Zusammenspiel von Augen-, Kopf- und Körperbewegung).

Die **Augenmuskeln** sorgen dafür, dass wir einen Überblick über unsere Umwelt haben und ihre Details genau erfassen können, indem sie unsere Augenstellung passgenau ausrichten. Wenn wir beispielsweise einen Gegenstand betrachten, bewegen sich unsere Augenmuskeln so, dass wir seine Konturen und Muster klar erkennen können. Die gleiche Arbeit verrichten sie, wenn wir unseren Blick in der näheren oder weiteren Umgebung schweifen lassen, ein vorbeifahrendes Auto nachverfolgen oder eine Gruppe Kinder auf einem Spielplatz beobachten. Es gibt viele Reize, die die Bewegungen der Augenmuskulatur anregen, damit alles, was sich im Gesichtsfeld befindet, bewusst wahrgenommen werden kann – unabhängig davon, ob sich etwas bewegt oder nicht, ob wir uns bewegen oder in einer Ruheposition befinden.

! Wenn wir den Kopf beim Umherschauen bewegen, ist die Augenbewegung mit einer Aktivierung der Gleichgewichtsorgane gekoppelt. Sinn und Zweck ist, die Augäpfel passend zu einer Kopfbewegung gleichlaufend auszurichten (vgl. S. 50).

Wenn dieses Zusammenspiel nicht funktioniert, kann das anvisierte Sehziel nicht korrekt in unseren Fokus rücken. Wir haben das Gefühl, dass die Umwelt vor unseren Augen verschwimmt, verwackelt oder bei einem Blick durch den Raum „nachzieht". Infolgedessen verlieren wir nicht nur die visuelle Kontrolle über unsere Umwelt, sondern auch unser körperliches Gleichgewicht.

❸ Das Wechselspiel zwischen Sinnesreizen aller Art (Sensorik) und den daraus folgenden Bewegungsabläufen und Zielbewegungen unseres Körpers (Motorik)

Sensomotorik meint die Verknüpfung zwischen motorischen Leistungen des Körpers und verschiedenen Sinnesreizen (Hören, Sehen, Berühren, Fühlen usw.). In unserer „Steuerzentrale Gehirn" werden Sinnesreize koordiniert und das Körpergleichgewicht, unsere Haltung und Balance ständig reguliert. Dabei passen sich die Spannungsverhältnisse unserer Muskeln und Gelenke (Propriozeption) stetig an. Ca. 30 % der Nervenverbindungen modulieren zielgerichtete Bewegungsabläufe zusammen mit vestibulären Sinneseindrücken aus dem Gleichgewichtsorgan im Innenohr.

! Bei auftretendem Schwindel wird unser körperliches Gleichgewicht größtenteils von nicht korrekt ablaufenden Abstimmungsprozessen zwischen den Meldungen der Gleichgewichtsorgane in beiden Innenohren und dem visuell-okulomotorischen System beeinflusst. Ebenso können Schwindelgefühle entstehen, wenn unsere Körpersensoren unvollständige Informationen zum Gehirn senden.

Zur Gleichgewichtsregulation tragen noch viele weitere Komponenten bei. So entsteht Schwindel bspw. auch durch Schädigungen innerer Organe, Herz-Kreislauf-Probleme, chronische Erkrankungen, Stoffwechselstörungen, Autoimmungeschehen, ungünstige Lebensgewohnheiten (z. B. Alkohol, Nikotin, Bewegungsmangel, unausgewogene Ernährung), eine neue Brille, Hörminderung, Veränderungen im Nervensystem, Alterungsprozesse u.v.m.

Einflussfaktoren auf das Gleichgewicht

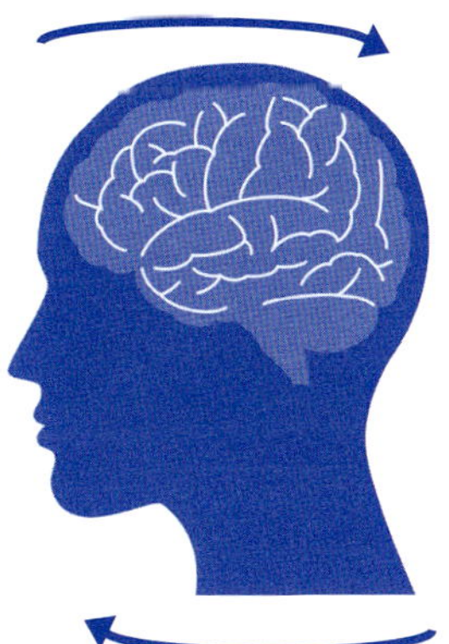

Abb. 1: Einflussfaktoren auf das Gleichgewicht

Schwindel ist das Ergebnis eines intersensorischen Konflikts oder einer Diskrepanz zwischen Sinneswahrnehmungen.

Im Normalfall arbeiten die Sinnesmeldungen aus den Gleichgewichtsorganen im Innenohr (Vestibularapparat), der Augenmuskulatur (Okulomotorik) und die gleichgewichterhaltenden Körperreaktionen (Sensomotorik) harmonisch zusammen. Da unser Gehirn immer bestrebt ist, körperliches Gleichgewicht zu schaffen und zu erhalten, finden auf unwillkürlicher Ebene unablässig passende Ausgleichsreaktionen der Augenmuskulatur und der Körperhaltung statt. Alle Bestrebungen, die unserer Gleichgewichtserhaltung dienen, können allerdings nur im Sinne einer Antwort auf den Input derjenigen Sinnesinformationen erfolgen, die zum Gehirn gelangen. Im Umkehrschluss bedeutet das:

> **!** Wir bemerken Schwindel, wenn die eben genannten Sinneseingänge nicht in gewohnter Weise zusammenspielen oder sich widersprechen. Unser Gehirn reagiert darauf mit ungewöhnlichen Ausgleichsreaktionen, um diese intersensorischen Konflikte zu kompensieren und umgehend die gewohnte Balance wiederherzustellen.

Das erleben wir dann als ungewolltes, oft unangenehmes Gefühl wie Wackeln, Drehen, Betrunkensein, Unsicherheit sich zu bewegen usw.

Was kann dazu beitragen, wieder frei von Schwindel zu werden? In der Regel ist es zunächst hilfreich, **sich der eigenen Schwindelempfindungen bewusst zu sein und zu verstehen, wie und unter welchen Bedingungen sie sich zeigen.** Die meisten Schwindelbeschwerden sind sehr unangenehm und fühlen sich für viele Menschen bedrohlich an. Dennoch erweisen sich Schwindelbeschwerden häufig für Leib und Leben als ungefährlich.

Schwindelsymptome sind mittlerweile von spezialisierten Ärzten anamnestisch sehr gut zu differenzieren, sodass schnell herausgefunden werden kann, woher das Schwindelgefühl kommt und Gegenmaßnahmen ergriffen werden können (vgl. Jahn 2016a).

Entsprechend rasch kann mit **physikalischen Maßnahmen, spezifischen Trainings gegen Schwindelbeschwerden, Medikamenten und vielem mehr** behandelt werden. Wichtig ist, aktiv dem Schwindel die Stirn zu bieten, und dem **Gefühl, hilflos ausgeliefert zu sein, eine Grenze zu setzen.**

Schwindelbeschwerden im Überblick

Unabhängig davon, wie sich Schwindel zeigt, stellt sich die Frage, inwieweit die ganz spezifische Schwindelwahrnehmung, d. h. wie das Schwindelgefühl persönlich erlebt und gedeutet wird, ein krankheitswertiges Risiko darstellt.
Medizinisch gesehen gilt es in diesem Fall unbedingt abzuklären, ob es sich um ein ernsthaftes oder ungefährliches organisches Schwindelerleben handelt und welche Faktoren den Schwindel auslösen oder verstärken.

Bevor Sie sich nun mit den unterschiedlichen Schwindelformen beschäftigen, beantworten Sie bitte die folgenden Fragen. Die Antworten können bereits konkrete Hinweise auf die Ursache der Schwindelprobleme geben. Damit können Sie sich einerseits über Ihr persönliches Schwindelerleben klarer werden und sich andererseits gut auf einen möglicherweise anstehenden Arztbesuch vorbereiten.

Wenn Ihnen die Fragen zu kurzgefasst erscheinen oder unterschiedliche Schwindelgefühle Ihren Alltag bestimmen oder es Ihnen sinnvoller erscheint, Ihre Schwindelbeschwerden über einen längeren Zeitraum zu beobachten, dann nutzen Sie besser ein Schwindeltagebuch.
Schwindeltagebücher werden von Schwindelambulanzen, Krankenversicherungen oder Pharmafirmen im Internet kostenlos angeboten (z.B. http://www.klinikum.uni-muenchen.de/Deutsches-Schwindelzentrum-IFB-LMU/de/Patienten/Download/schwindeltagebuch/index.html). Auch Ihr Arzt oder ein spezialisierter Therapeut kann Ihnen diesbezüglich weiterhelfen.

Wie fühlt sich mein Schwindel an?
(Z. B.: wie ein Drehen im Kopf oder der Umwelt; wie benommen, betrunken; alles um mich herum wackelt; Schwanken wie auf einem Boot; wenn ich mich bewege, zieht die Umwelt hinterher; wenn ich umherschaue, laufen die Bilder davon; ein Gefühl wie hinabgezogen zu werden; usw.)

Mein Schwindelgefühl nehme ich wahr als

Wie lange hält mein Schwindelgefühl an?
(Z. B.: einige Sekunden; mehrere Minuten; stundenweise; tagelang; mal länger, mal kürzer; unterschiedlich je Schwindelgefühl (bitte definieren)

Mein Schwindelgefühl dauert in der Regel

Welche Faktoren lösen meinen Schwindel aus? Welche Faktoren verstärken ihn? Wann ist das Schwindelgefühl weniger ausgeprägt?
(Z. B.: beim Hinlegen; beim Aufstehen; im Gehen; bei Kopfdrehung (in eine bestimmte Richtung?); bei viel Bewegung in der Umgebung; bei lauten Geräuschen; bei schlechten Lichtverhältnissen; bei zwischenmenschlichen Auseinandersetzungen; am Arbeitsplatz usw.)

Welche Faktoren lösen meinen Schwindel aus?

Meine Schwindelbeschwerden verstärken sich, wenn

Meine Schwindelbeschwerden sind geringer, wenn

Gibt es noch andere Symptome, wenn mir schwindelig wird?

(Z. B.: Übelkeit; Erbrechen; Herzrasen; Schweißausbrüche; Taubheit im Gesicht, an den Händen oder Füßen; Lähmungen; Sprechstörungen; usw.)

Wenn ich Schwindel habe, dann habe ich auch

Welche Strategien helfen mir, damit der Schwindel verschwindet?

Mein Schwindelgefühl bessert sich, wenn ich

Nun haben Sie bereits einiges über Ihre Schwindelbeschwerden zu Papier gebracht. Das kann Ihnen helfen, die anschließend beschriebenen unterschiedlichen Schwindelcharakteristika besser nachvollziehen zu können.

Wenn Ihnen beim Lesen noch etwas einfällt, dann ergänzen Sie Ihre Notizen. Die Rückschlüsse daraus können einen Betrag leisten den Schwindel, den Sie gerne loswerden würden, besser zu verstehen.

| Wie das Symptom Schwindel entsteht und Hilfen, um wieder ins Lot zu kommen

Auf medizinischer Ebene wird zwischen physiologischen (normalen, natürlichen) und pathologischen (krankhaften) Schwindelsymptomen unterschieden. Weitere Kriterien sind, ob Schwindel aus fehlgeleiteten Sinnesreizen im vestibulären Gesamtsystem resultiert oder aus anderen, d. h. nichtvestibulären Ursachen entstanden ist (vgl. Abb. 2 auf Seite 19).

Daraus ergibt sich eine große Bandbreite an Schwindelbeschwerden. Um herauszufinden, woher der Schwindel kommt, ist es also sinnvoll, den Entstehungsort, zeitliche Verläufe, Art bzw. Qualität des Schwindels und mögliche Auslöser zu kennen (s. Fragebogen auf S. 16–17).

Kann die Ursache medizinisch festgestellt und von anderen Erkrankungen abgegrenzt werden, bietet die Diagnose erste Hinweise auf Behandlungsmaßnahmen. Damit kann der Betroffene seine Schwindelempfindungen realistisch einordnen und zuversichtlich sein, schwindelfrei zu werden.

Gerade sporadisch auftretender Schwindel verführt dazu, ihn ignorieren zu wollen. Wenn man davon ausgeht, dass Schwindel eine Empfindung ist und keine Krankheit, bleibt durch das Auftreten des Schwindels trotzdem das mulmige Gefühl von Ausgeliefertsein, sich nicht mehr auf sich selbst verlassen oder der eigenen Wahrnehmung trauen zu können.
Um einer möglichen Chronifizierung der Schwindelfolgen entgegenzuwirken ist es also wichtig zu wissen, dass **wiederkehrender oder andauernder Schwindel grundsätzlich medizinisch abklärungsbedürftig ist und welche möglichen Maßnahmen helfen können, den Schwindel in den Griff zu bekommen.**

Abb. 2 zeigt eine Einordnung von Schwindelsymptomen, deren Komponenten nachfolgend näher erläutert werden.

Physiologischer Schwindel
▪ Höhenschwindel
▪ Kinetosen/Bewegungsschwindel
▪ Pseudokinetosen
Vestibulärer Schwindel
▪ Peripher-vestibulärer Schwindel: Schwindel, der aus den Bogengängen oder dem Gleichgewichtsnerv (Nervus vestibularis) resultiert
▪ Lagerungsschwindel (syn.: Otolithen-, Bogengangschwindel, benigner paroxysmaler Lagerungsschwindel)
▪ Zentral-vestibulärer Schwindel: Schwindel, der aus Schädigungen oder Irritationen der vestibulären Nervenbahnen, Reflex- und Verarbeitungsgebieten im zentralen Nervensystem (vor allem im Hirnstamm, Kleinhirn und vestibulärem Zentrum des Großhirns) resultiert
Nichtvestibulärer Schwindel
▪ Augen: Brillenschwindel, Schwindel bei Netzhauterkrankungen
▪ Herz-Kreislauf-, Stoffwechselerkrankungen
▪ Medikamentennebenwirkung, Drogen, Nikotin, Alkohol
▪ Zervikogener Schwindel (Halswirbelsäule)
▪ Schwindel bei Parkinson-Erkrankung, Polyneuropathie
▪ u. v. m.
Funktioneller Schwindel/ phobischer Schwankschwindel
▪ (syn. psychosomatischer, somatoformer oder seelischer Schwindel) → kann mit allen physiologischen, vestibulären und nichtvestibulären Schwindelformen einhergehen

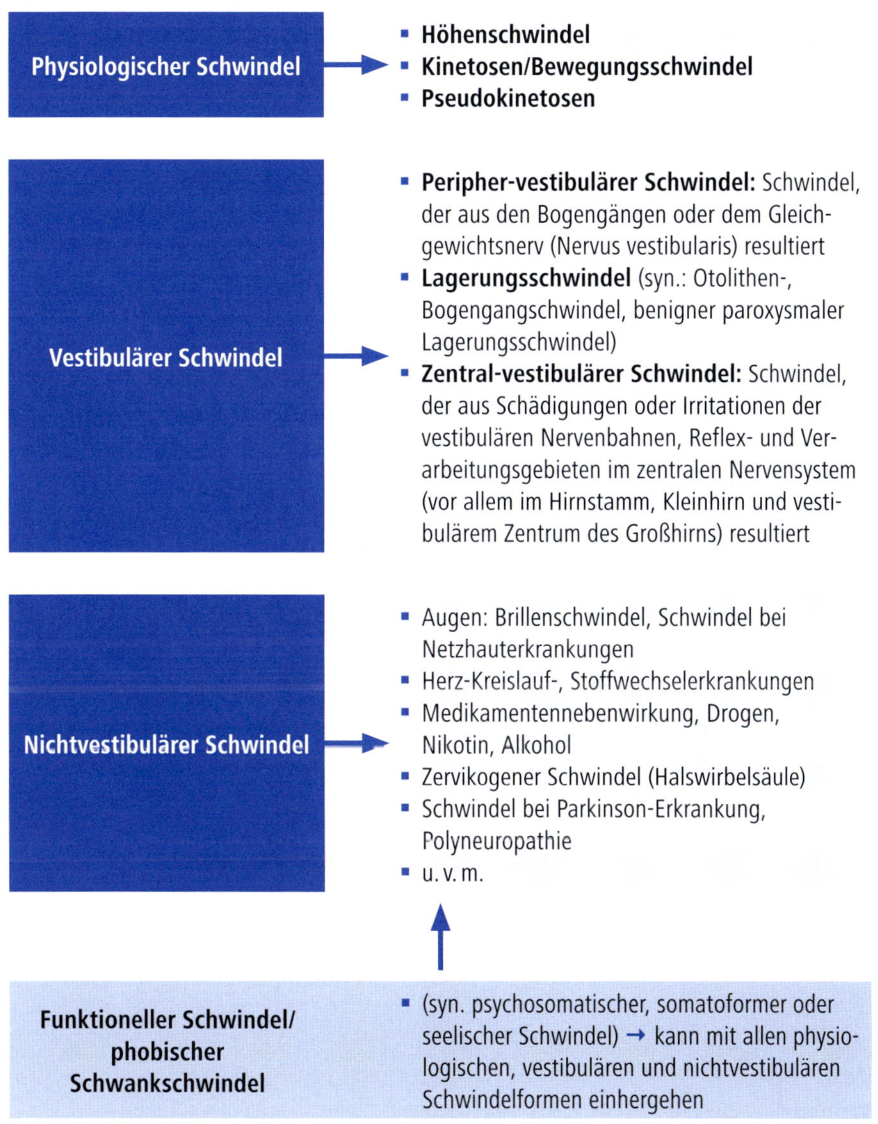

Abb. 2: Einordnung von Schwindelsymptomen

Schwindelgefühle als ein physiologisches Phänomen – wenn die Sinnesverarbeitung durcheinander ist

Schwindel begegnet uns in unterschiedlichen Lebenslagen, ist jedoch nicht immer krankhaft. Manchmal tritt er auf, weil unsere Sinnesorgane in bestimmten Umgebungen „verrücktspielen". Fragen wir andere Menschen, erzählen sie uns bspw. von typischen Schwindelerlebnissen während des Autofahrens (meist in der Kindheit), einer Schiffsreise, einer Klettertour oder einem Jahrmarktbesuch. Unabhängig davon, ob diese Schwindelerfahrungen als unangenehm eingestuft oder bewusst als „Kick" herbeigeführt werden, ist dieses Schwindelerleben weder krankheitsbedingt entstanden, noch unterliegt es pathologischen Sinnestäuschungen wie beispielsweise Halluzinationen im Rahmen einer Psychose. Es handelt sich um rein physiologische Fehlinformationen bestimmter Sinnessysteme, die dazu führen, dass unser Gehirn irritiert ist und daher situativ ausgelöste Sinnesreize nicht in gewohnter Weise verarbeiten kann.

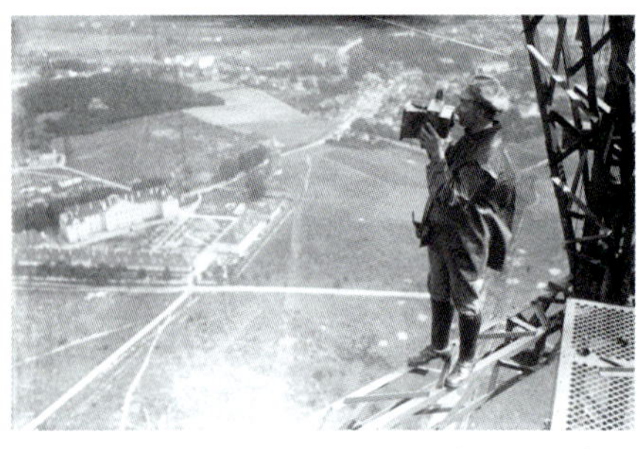

Quelle: Bundesarchiv_Bild_102-13014,_Königswusterhausen,_Pressefotograf_auf_Sendemast.jpg

Diese physiologischen Phänomene werden in der Film-, Video- und Computerspielbranche oder für Fahrgeschäfte in Freizeitparks und Jahrmärkten gerne genutzt, um Effekte zu intensivieren.

Wie dies nun abläuft, lässt sich an Beispielen wie dem Höhenschwindel oder dem Bewegungs- bzw. Reiseschwindel (Kinetosen) erläutern.

Schwindelerregende Distanzen – der Höhenschwindel

Die Aussicht von einem Turm, einer Aussichtsplattform oder aus dem 15. Stock eines Wolkenkratzers kann durchaus erhebend sein – bei entsprechender Empfindsamkeit aber auch schwindelerregende Ausmaße annehmen. Durch die Aussicht ist ein Phänomen entstanden, bei dem unsere Augen „den Halt verlieren".

Dieser sogenannte **physiologische Distanzschwindel** beginnt mit Unwohlsein, leichtem Schwanken und einem flauen Gefühl in der Magengegend und endet im schlimmsten Fall mit einem Sturz in die Tiefe. Das unterscheidet den **Höhenschwindel** von der **Höhenangst** oder einer **Höhenphobie**. Angst bzw. phobische Reaktionen führen dazu, dass Distanzen von vornherein gar nicht erst aufgesucht, sondern möglichst gemieden werden.

Um den Mechanismus des Höhenschwindels zu durchbrechen, macht man es am besten wie ein Bergsteiger oder Seiltänzer. Sie schaffen es ohne Probleme, weit nach unten zu schauen, indem sie sich Fixpunkte in Form stabiler Sehziele im Blickfeld suchen, an denen sich die Augen immer wieder orientieren können. **Probate Mittel gegen Höhenschwindel** sind **zurückzutreten, sich anzulehnen** oder **hinzusetzen** und vor allem **den Augen etwas zu bieten,** indem man die Hand oder einen Gegenstand (z. B. Handy) mit etwas Abstand vor die Augen führt und darauf schaut. **Höhenangst** kann durch Vorstellungsübungen mit angemessener Steigerung der Akzeptanz körperlicher und gefühlsmäßiger Wahrnehmung der Höhenunterschiede – ggf. mit Begleitung eines Verhaltenstherapeuten – wegtrainiert werden. Es kann hilfreich sein, sich aus sicherer Position mutig auf einen Blick von oben hinab zum Grund der Tiefe einzulassen, anstatt ihn zu vermeiden.

Ein weiteres wichtiges Standbein ist Training zur Kräftigung der Beine und Verbesserung der Wahrnehmung der Füße, damit sie uns stets in jeder Lebenslage tragen.

Schwindel als Reisebegleiter: Kinetosen (Reise- oder Bewegungsschwindel)

Der klinische Fachbegriff für Schwindelprobleme im Auto, im Bus, in der Bahn oder auf dem Schiff ist die **Kinetose** (gr. kinein = „bewegen"). Ein neuerer Begriff lautet **Motion sickness** (engl. für Reisekrankheit). Diese Form des Schwindelerlebens ist eigentlich eine Schutzreaktion des Körpers vor möglichen Gefahren.
Bei den unterschiedlichen Formen der Kinetosen handelt es sich ebenso wie beim Höhenschwindel **nicht um Erkrankungen**, auch wenn dies gelegentlich z. B. durch Empfehlungen für Reisemedikamente impliziert wird, sondern um einen **rein physiologischen Vorgang aufgrund von Diskrepanzen der beteiligten Sinnessysteme.** Kinetosen entstehen durch Konflikte derjenigen Sinnessysteme, die für unser Gleichgewicht verantwortlich sind. Diese Sinnessysteme (visuell-okulomotorisches, vestibuläres und somatosensorisches System) ergänzen sich normalerweise mit ihren abgespeicherten Informationen gegenseitig und geben sie zueinander passend an das Gehirn weiter. Beim Reiseschwindel führt das Verhältnis zwischen Ruhe- und Bewegungsmeldungen der Sinnesorgane an das Gehirn zu Diskrepanzen, sodass sich Sinnesinformationen plötzlich widersprechen und unser Gehirn eine ungewöhnliche Konstellation von Sinnesinformationen erhält.

Reiseschwindel kann
jeden von uns treffen –
ein physiologisches
Problem
mit Lösungsoptionen

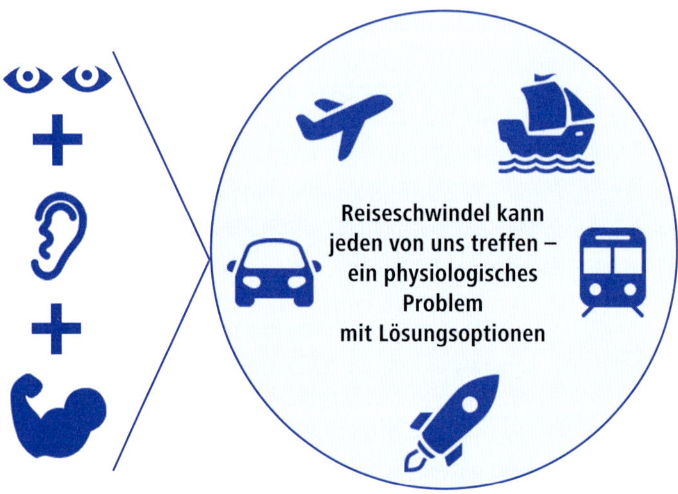

Abb. 3: Kinetose in Fahrzeugen

Bevor wir das zweite Lebensjahr erreicht haben, sind wir vor Kinetosen geschützt. Unser Gleichgewichtssystem ist bis dahin noch nicht voll ausgereift, sodass es uns nichts ausmacht, getragen und in den Armen der Eltern gewogen zu werden. Nach dem zweiten Lebensjahr können Kinetosen jeden Menschen treffen und die Reisefreude vermindern.

Hat man eine Kinetose, befindet man sich damit in Gesellschaft zahlreicher Seeleute, Piloten und Astronauten. Auch Darwin, Goethe und Churchill litten z. B. extrem unter den Nebenwirkungen einer Schiffsreise.

Was passiert nun beim Reiseschwindel? Die folgende Tabelle gibt Ihnen einen Überblick zu Ursachen, Auswirkungen und Selbsthilfemöglichkeiten bei kinetoseartigen Schwindelbeschwerden.

Tab. 1: Ursachen, Auswirkungen und Selbsthilfemöglichkeiten bei kinetoseartigen Schwindelbeschwerden – Überblick

Kinetose in Fahrzeugen
Ursache: lineare Geschwindigkeitseinflüsse beim passiven Fahren mit Auto, Bus, Bahn, Flugzeug beim Starten/Landen oder niedriger Flughöhe (Turbulenzen) **Symptome:** beginnt mit Benommenheit → körperliches Unbehagen → Müdigkeit → periodisches Gähnen → Blässe, Kaltschweißigkeit → Übelkeit/Erbrechen bei leichtem Schwankschwindel (Brandt et al. 2013, Hegemann 2010) **Physiologischer Sinneskonflikt:** Die Gleichgewichtsorgane registrieren Bewegung, die Augen hingegen Ruhe (z. B. Betrachten des Innenraums des Fahrzeugs, Lesen) während der Fahrt *oder* Augen melden Bewegung (z. B. vorüberziehende Landschaft beim Blick aus dem Fenster). Das Gleichgewichtsorgan bemerkt jedoch mangelnde Bewegung/Beschleunigung bei konstanter Fahrtgeschwindigkeit. **Selbsthilfemöglichkeiten:** ▪ vorn und in Fahrtrichtung sitzen ▪ aus dem Fenster schauen, ferne Ziele anvisieren oder Augen schließen ▪ wenig Kopfbewegung oder den Kopf analog zur Fahrzeugbewegung mitgehen lassen ▪ Kopf gegen die Kopfstütze lehnen ▪ prophylaktisch Medikamente gegen Übelkeit nehmen (verhindern allerdings eine Reizverarbeitung, da sie dämpfen) ▪ außerdem Gleichgewichtstraining, bei dem die Augenbewegungen und das vestibuläre System angeregt werden
Kinetose auf See („Seekrankheit")
Physiologischer Sinneskonflikt: Die Bogengänge der beiden Gleichgewichtsorgane registrieren lineare Schlingerbewegungen des Schiffes. Die Otolithen (Gleichgewichtssäckchen) melden gleichzeitig eine Veränderung der Gravitation i. S. von hoch/runter, die Augen halten sich zudem an den ruhigen Umrissen des Schiffes fest. Die Folge ist ein Mismatch der Sinnesinformationen. **Selbsthilfemöglichkeiten:** In der Schiffsmitte aufhalten → an Deck gehen → Horizont fixieren → Nackenlage des Kopfes vermeiden → die Körperbewegung der Schiffsbewegung anpassen (sich einstellen) → natürlichen Effekt der Adaption an die Seefahrt nutzen → histaminhaltige Kost und Alkohol meiden → Medikamente gegen die Symptome → Heilkräuter (z. B. Ingwer)

Mal de Débarquement-Syndrom („Landkrankheit")

Physiologischer Sinneskonflikt: Beim Landgang, aber auch nach längeren Bus- oder Bahnfahrten werden die Folgen einer Überreizung der Gleichgewichtsorgane als Stand-Gang-Unsicherheit ähnlich einem Schwankschwindel gespürt (kann in der Ausprägung wechseln vom Gefühl wie auf einem Motorboot oder Kreuzfahrtschiff).

Symptome: Nachschwanken länger als 24 Std. anhaltend → dann folgen Benommenheit, Schwindel, Übelkeit, Gleichgewichtsstörungen, Desorientierung, Kopfschmerzen, Abgeschlagenheit, Reizempfindlichkeit, Konzentrationsstörungen, Tinnitus, vermehrte Ängstlichkeit, Depressivität und weitere funktionelle Störungen.

Selbsthilfemöglichkeiten: Schaukeln (mindestens 10 Min./Tag) → Trampolin springen → im Kreis drehen zur Förderung der Reizverarbeitung der Gleichgewichtsorgane im Innenohr → Fixations- und optokinetisches Training zur Förderung der visuellen Reizverarbeitung (vestibuläre Rehabilitationstherapie [VRT] zur Förderung der Gewöhnung an die spezifischen Reize) (vgl. Brandt et al. 2013, Hegemann 2010)

Schwindel am PC, beim Virtual-Reality-Gaming oder im Drei-D-Kino: Pseudokinetosen

Das schwindelerregende Unwohlsein analog dem Reiseschwindel *(Motion sickness)* kann uns auch beim Computerspiel oder beim Anschauen von 3-D-Filmen, PC-Spielen oder unter der VR-Brille (Virtuelle Realität) ereilen. Der Schwindel entsteht durch eine **deutliche Abweichung zwischen der gefühlten und der visuell wahrgenommenen Umwelt.** Wir sehen mit unseren Augen zwar schnelle Bewegung und Tempowechsel einer rasanten Szene, verbleiben aber währenddessen ruhig an Ort und Stelle sitzen. Die starken visuellen Einflüsse vermitteln unserem Gehirn den Eindruck, dass wir uns bewegen, während wir tatsächlich ruhig sitzen oder stehen. Das Wahrnehmungszentrum in unserem Gehirn tut sich mit der Verarbeitung dieser ungewöhnlichen Konstellation von Eindrücken sehr schwer, sodass sie sich nicht in gewohnter Art und Weise vereinen lassen.

Solche Formen der Sinnestäuschungen können auch in völlig normalen Alltagssituationen auftreten. Beispielsweise kann dies passieren, wenn man beim Gehen den Kopf in den Nacken legt und mit den Augen ein Flugzeug, Vögel oder vorüberziehende Wolken verfolgt. Die Folge ist das Gefühl, nach hinten zu kippen, was durch eine reflexhafte Ausgleichsbewegung verhindert werden soll. So kann es passieren, dass man tatsächlich kippt oder stürzt. Derartige Bewegungsillusionen können uns auch beim Blick auf spiegelndes Wasser oder durch eine neue Brille ereilen.

Man kann diese **Wahrnehmungstäuschungen durchbrechen,** indem man lernt, die Sinnesqualitäten (vestibulär, okulomotorisch und somatosensibel) besser wahrzunehmen und gezielt mit Kopf-, Augen- und Körperbewegung zu trainieren. Man kann zudem regulierend die **Sinnesverarbeitung unterstützen,** indem man am Bildschirm pausiert, die visuellen Einflüsse durch kurzes Betrachten eines Fixpunktes oder durch Schließen der Augen durchbricht und sich vor allem immer wieder normal bewegt. Beim Computerspiel hilft es auch, beim Sitzen auf einem Drehstuhl bei jeder ausgeführten Bewegung den Kopf „mitzunehmen" sowie das Blickfeld – z. B. durch einen kleineren Bildschirm – zu verkleinern.

Die physiologischen Grundlagen des Höhenschwindels und der Kinetosen sind auch bei krankheitswertigen Schwindelformen relevant. Erkrankungen, bei denen sich Schwindel als führendes Symptom zeigt, weisen genauso Verarbeitungsprobleme von Sinnesreizen mit der Folge von Gleichgewichtsstörungen und vegetativen Zeichen (z. B. Übelkeit, Herzrasen) auf. Der Entstehungsort und die Differenzierung der unterschiedlichen Krankheitsbilder sind von besonderer Bedeutung.

Zusammenfassung physiologischer Schwindelphänomene

- **Höhenschwindel** ist **keine Phobie** (wie Höhenangst). Es handelt sich um eine Instabilität, die beim Blick in die Tiefe ausgelöst wird – sofern unsere Augen keinen Kontrast im Gesichtsfeld ausmachen können.

- **Reiseschwindel** (Kinetose, Motion sickness) ist **keine Krankheit, sondern ein physiologischer Vorgang** in unserem Körper, bei dem während Bewegung situativ ausgelöste Fehlinformationen bestimmter Sinnessysteme dazu führen, dass unser Gehirn irritiert ist. Sinnesreize können daher nicht in gewohnter Weise verarbeitet werden. Das Ergebnis erleben wir als Schwindel mit unangenehmen vegetativen Begleiterscheinungen. Hierzu zählt auch das Mal de Débarquement-Syndrom, bei dem nicht der See-, sondern der Landgang Schwindel auslöst.

- **Bewegungsschwindel** (Motion sickness als Pseudokinetose) ist **keine pathologische Wahrnehmungsstörung,** sondern das Resultat visuell überfrachteter Sinneseindrücke, die dem Gehirn vermitteln, dass man sich bewegt, während der Körper sich sicher ist, dass er sich in Ruhehaltung befindet.

Der peripher-vestibuläre Schwindel: schwindelerregende Probleme ausgehend vom Gleichgewichtsorgan im Innenohr und dem Gleichgewichtsnerv

Kommen wir nun zu Erkrankungen im vestibulären Gesamtsystem, bei denen Schwindel die Hauptrolle spielt. Wie bereits angemerkt, ist Schwindel – ähnlich dem Schmerz – medizinisch immer abklärungsbedürftig. Der Arztbesuch ist unumgänglich, wenn Schwindel plötzlich wie aus heiterem Himmel auftritt, sich wiederholt oder über einige Zeit andauert und nicht bewusst von Ihnen selbst provoziert wurde.

Um Schwindelbeschwerden besser verstehen zu können, ist ein kleiner Ausflug in die Anatomie und Physiologie hilfreich. Schwindelauslöser finden sich in verschiedenen Bereichen unserer Sinnessysteme. So wird der medizinisch relevante organische Schwindel verschiedenen Abschnitten des **vestibulären Gleichgewichtssystems** zugeordnet.

!

Vestibulär bedeutet in diesem Zusammenhang, dass Schwindel von Störungen oder Schädigungen der verschiedenen Anteile der Gleichgewichtsorgane im rechten und linken Innenohr (Vestibularorgane) selbst und der vestibulären Verarbeitungszentren im Gehirn verursacht wird.
Der Vestibularapparat ist das einzige Sinnesorgan unseres Körpers, das mit der Fähigkeit ausgestattet ist, schnelle Bewegungen von Kopf und Körper zu registrieren, die über den Gleichgewichtsnerv zum Gehirn weitergeleitet werden.

Die Gleichgewichtsorgane sind gut geschützt in den Innenohren untergebracht. Jeweils **drei Bogengänge** registrieren Drehbewegungen des Kopfes (Nicken, Kopfschütteln, Kopf wiegen). Die **Gleichgewichtssäckchen Sacculus** und **Utriculus** messen vertikale und horizontale Beschleunigungseinflüsse, denen unser Körper unterliegt (z. B. bei Haltungs-/Positionswechsel wie Aufstehen, Anfahren/Bremsen).
Dabei handelt es sich um ein eingespieltes „Team". Diese jeweils fünf kleinen Organe in den beiden Vestibularapparaten brauchen sich stets gegenseitig, damit unser Gleichgewicht funktioniert und kein vestibulärer Schwindel auftritt.

Zum peripher-vestibulären Abschnitt zählt auch der **Gleichgewichtsnerv** (Nervus vestibularis), der das Innenohr mit dem Hirnstamm verbindet. Über diesen Nerv gelangen alle Bewegungsmeldungen zum Mittel- und Großhirn. Auf Höhe der Eintrittsstelle in den Hirnstamm liegt ein Drei-Neuronen-Reflexbogen, der vestibulookuläre Reflex (VOR, vgl. S. 36 unten). Er sorgt als „Umschaltstelle" für die schnelle Weiterleitung von Sinnessignalen zu:

1. den Gebieten, in denen die **Augenbewegungen** in Abstimmung mit dem Gleichgewichtsorgan dirigiert werden,
2. den **vestibulären Zentren des Kleinhirns,** in denen die Feinabstimmung von Körper- und Augenbewegung erfolgt,
3. dem **vestibulären Bereich im Großhirn,** in dem wir unsere Gleichgewichtssituation bewusst wahrnehmen und als „alles im Lot" oder als Schwindelgefühl interpretieren und bewerten (angenehm, lustvoll, unangenehm, angstmachend usw.).

Mit diesen Sinneseindrücken sind wir bestens für ein ausgewogenes Gleichgewicht gerüstet. Allerdings ist das vestibulär gesteuerte Gleichgewicht sehr komplex aufgebaut und entsprechend anfällig für störende Einflüsse aus dem Körperinneren und auch – wie bei den physiologischen Schwindelwahrnehmungen – für situativ ausgelöste Störungen der Informationsverarbeitung unserer Sinne.

Welche Folgen haben nun Schädigungen des Gleichgewichtsorgans und des außerhalb unseres Gehirns gelegenen Abschnitts des Gleichgewichtsnervs? Welche Schwindelprobleme entstehen, wenn z. B. Entzündungsprozesse, Einrisse der Innenhaut im Gleichgewichtsorgan, Schädel-Hirn-Traumata, Felsenbeinfrakturen, Tumore u. v. m. auftreten? Welche Schwindelprobleme entstehen bei Schädigungen, die sich innerhalb der Bogengänge entwickeln und die beiden Gleichgewichtssäckchen Sacculus und Utriculus betreffen?

Die wichtigsten Erkrankungen mit Schwindel als Leitsymptom sind:

▶ Akuter einseitiger (teilweiser oder vollständiger) Vestibularisausfall (früher Neuritis vestibularis, Labyrinthausfall)

Der Schwindel wird durch eine entzündete Stelle des Gleichgewichtsnervs ausgelöst. Dadurch kann der Gleichgewichtsnerv – wie ein Kabel mit defekter Ummantelung – nur unvollständig Informationen vom Gleichgewichtsorgan zum Gehirn senden, sodass ungewollte Ausgleichsbewegungen unserer Augäpfel und der Körperbewegung generiert werden. Das nehmen wir als Dauerdrehschwindel mit Übelkeit (ggf. auch Erbrechen) und Unsicherheit beim Stehen und im Gehen wahr. Die Symptomatik der Gleichgewichtsnerventzündung verstärkt sich bei Kopfbewegung.

Die Beschwerden klingen unter **medikamentöser Behandlung** (z. B. Cortison, Medikamente gegen Übelkeit) meist innerhalb einiger Tage wieder ab. Das Gehirn ist hierbei in der Lage, die Auswirkungen der Entzündung zu kompensieren, sodass sich die Funktionen des Gleichgewichtsorgans relativ rasch wieder erholen.

Das Innenohr

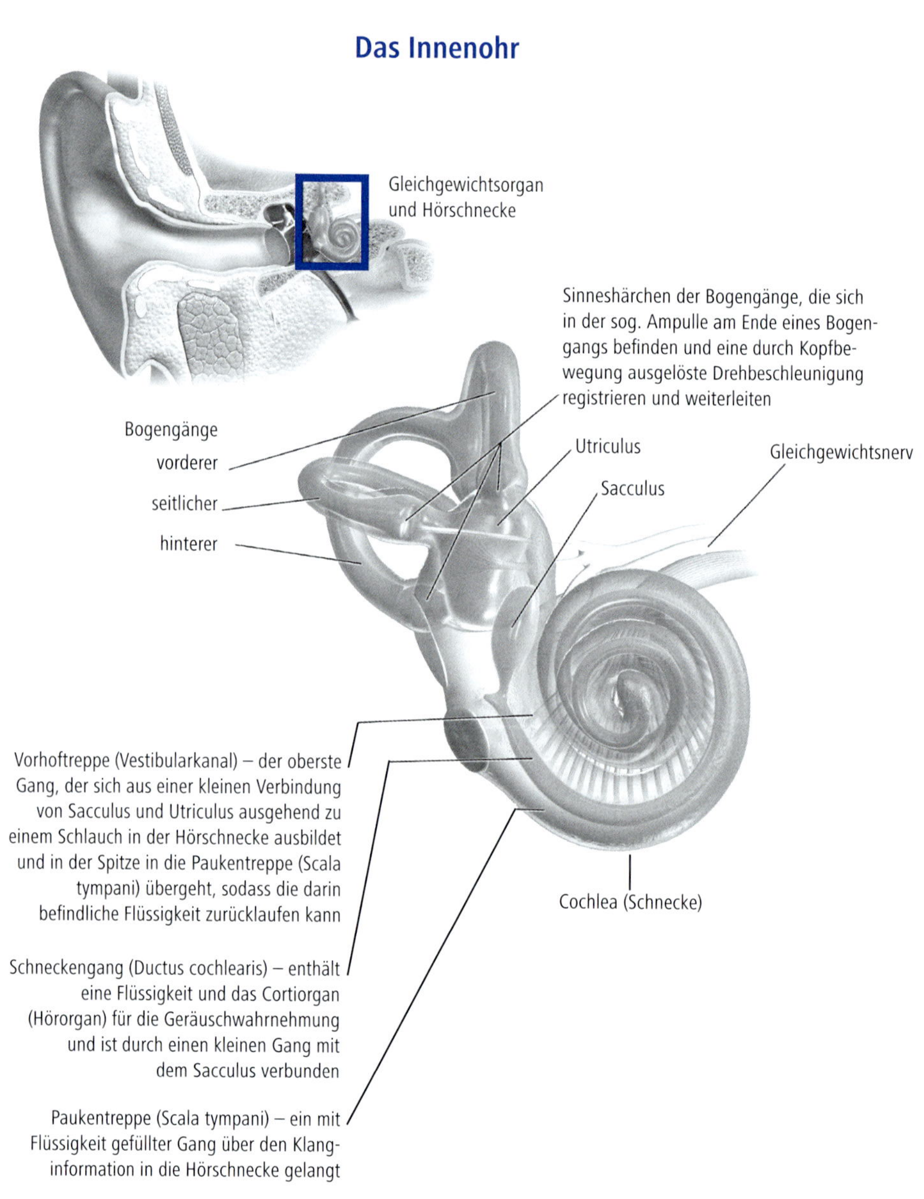

Abb. 4: Das Innenohr

Quelle: Blausen.com staff (2014). " Medical gallery of Blausen Medical 2014 & quot;. WikiJournal of Medicine 1 (2). DOI:10.15347/wjm/2014.010. ISSN 2002-4436. / CC BY (https://creativecommons.org/licenses/by/3.0)

Diesen Prozess kann der Betroffene unterstützen, indem **zum frühestmöglichen Zeitpunkt ein spezielles Training zur vestibulären Rehabilitation (VRT) mit dem Ziel der Stärkung gezielter Augenbewegungen, der Fixationsfähigkeit und des Gleichgewichts bei Kopfbewegungen** durchgeführt wird. Es ist wichtig, **lange Ruhe und Schonung zu vermeiden** – auch wenn einem der Kopf genau danach steht und man lieber ganz ruhig liegen und sitzen bleiben würde.

Die Übungen der vestibulären Rehabilitationstherapie unterstützen ausgleichende Funktionsfähigkeiten unseres Körpers und die **Gewöhnung der Sinnesorgane an eine neue Verarbeitung von Sinnesmeldungen** (= vestibuläre Kompensation und Habituation). Sie helfen außerdem, ein **Schwindelgedächtnis** zu **vermeiden**, das sich häufig entwickelt, wenn das Schwindelerleben emotional sehr belastet ist und Bewegung bzw. aktives Angehen der Gesundung gemieden wird.

▶ Bilaterale Vestibulopathie (BVP) (Ausfall der Gleichgewichtsorgane auf beiden Seiten)

Schwankschwindel entsteht im Gegensatz zu dem eben beschriebenen akuten einseitigen Vestibularisausfall durch einen **Ausfall der Gleichgewichtsorgane auf beiden Seiten**, beispielsweise durch Autoimmunerkrankungen, Medikamentennebenwirkungen (z. B. Antibiotika wie Gentamizin) oder Abbauprozesse des Kleinhirns.

Bei der bilateralen Vestibulopathie ist die von beiden Vestibularapparaten gesteuerte Gleichgewichtsregulation gestört. So kann es zu Gangunsicherheiten und bei zusätzlichen Einschränkungen des Gehens zu Stürzen kommen, verstärkt durch Fortbewegung auf unebenem Boden sowie durch Dunkelheit und ungünstige Lichtverhältnisse. In Ruhepositionen (Sitzen, Liegen) wird kein Schwindel wahrgenommen. Trotz der sehr beangstigenden Symptomatik ist diese Schwindelerkrankung nicht lebensbedrohlich, wie z. B. ein Schlaganfall, der mit dem Symptom Schwindel einhergeht.

Die **ärztliche Behandlung** basiert auf dem den Schwindel auslösenden gesundheitlichen Problem. Ergänzend sollte ein **spezifisches Gleichgewichtstraining zur vestibulären Rehabilitation (VRT) im Stehen und Gehen** in Anspruch genommen werden. Ziel ist es, intakte Anteile der Gleichgewichtssysteme zu trainieren (Substitution), damit diese die vestibulären Einschränkungen kompensieren.
Bei der bilateralen Vestibulopathie ist es z. B. sinnvoll, langsame Kopfbewegungen vor allem im Gehen zu üben. Werden anstatt ruckartigen, schnellen Kopfbewegungen bewusst etwas langsamere Kopfwendungen eingesetzt, übernimmt ein anderes Sinnessystem (optokinetisches System) die Orientierung im Raum und sorgt für eine zielorientiertere Bewegung von A nach B (Navigation).

Hilfreich sind auch folgende **Anpassungen des eigenen Verhaltens:** Wenn z. B. das visuell-okulomotorische Ersatzsystem im Dunkeln entfällt, müssen wir uns mehr auf die Sinneswahrnehmungen unserer Beine verlassen können. Es gilt also, das sensomotorische System grundsätzlich zu stärken, um Stürze zu vermeiden.
Bei ausgeprägter bilateraler Vestibulopathie sollte das Gehen **im Dunkeln ohne Begleitung** allerdings vermieden werden. **Flexible Schuhsohlen** verringern Erschütterungen und somit die subjektive Wahrnehmung des Wackelns der Umwelt. Es muss auch nicht immer ein **Rollator** sein – **Walkingstöcke** sind für ein sicheres Gefühl der Fortbewegung im Raum meist ausreichend.

▶ Vestibularisparoxysmie

Bei dieser Erkrankung äußert sich Schwindel als Hauptsymptom in Form von Attacken, die für Sekunden bis Minuten, in der Regel zigfach über den Tag auftreten können. Die Attacken werden durch bestimmte Kopfdrehungen oder -neigungen ausgelöst. Währenddessen kann es sein, dass man schlechter hört oder Ohrgeräusche (Tinnitus) wahrnimmt.
Die Schwindelattacken und ihre Begleitsymptome entstehen durch einen Kontakt des Gleichgewichtsnervs mit einem nahe gelegenen Blutgefäß. Auslösefaktoren können unter anderem arterieller Bluthochdruck, die natürliche Alterung der Blutgefäße, Druckschädigungen der Blutgefäße oder Gefäßanomalien im Hirnstamm und dem sogenannten Kleinhirnbrückenwinkel sein.

Diese Erkrankung wird **medikamentös behandelt.** Sollten Medikamente nicht greifen, wird die Kontaktstelle zwischen dem **Gleichgewichtsnerv und dem Blutgefäß** – wie bei einem Kurzschluss im Stromkreis – unterbrochen. Sofern Tumore oder Zysten auf den Gleichgewichtsnerv drücken, wird der Bereich operativ entlastet.

▶ Perilymphfistel

Eine Fistel ist eine abnormale röhrenartige Verbindung von einem Organ zu einem anderen oder zu einem anderen Organanteil. Wenn sich **pathologische Druckerhöhungen durch einen Defekt oder eine Anomalie (Missbildung) in den Mittelohrräumen, in den Hohlräumen des Innenohrs oder in den Bogengängen** ergeben, können Dreh- oder Schwankschwindelgefühle ausgelöst werden.

Die Innenräume in unseren Ohren sind mit einer Art Schlauch ausgekleidet, in dem eine Flüssigkeit zirkuliert (Endo-, Perilymphe). Im Normalfall können sich die Druckverhältnisse dieser in den einzelnen Abschnitten der Innenohren befindlichen Flüssigkeiten problemlos verändern. Wenn die Elastizität der Schlauchwände unserer Gleichgewichtsorgane nachlässt, Gewalt von außen auf den Vestibularapparat einwirkt oder ein Knalltrauma auf das Mittel- bzw. Innenohr trifft, können je nach Ursache die membranartigen Trennwände (sog. ovales und rundes Fenster) zwischen Innenohr und Mittelohr beschädigt werden. Flüssigkeit kann aus den Schläuchen austreten und in die angegliederten Hohlräume wie durch ein zerbrochenes Fenster eindringen.

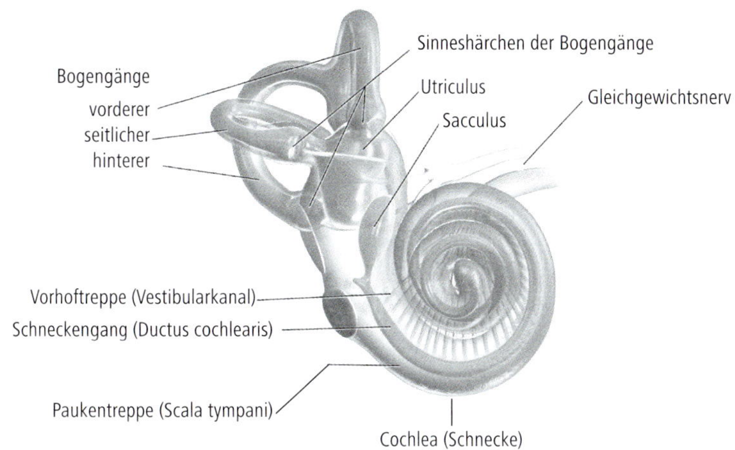

Abb. 5: Die mit Flüssigkeit gefüllten Gänge und Hohlräume des Innenohres. Die dunkleren Flächen in den Bogengängen und im Labyrinth der Hörschnecke kennzeichnen die Endolymphe (Flüssigkeit im Innenraum der Schläuche), zu der stets parallel die Perilymphe zwischen Außenhaut des Schlauches und knöcherner Abdeckung des Bogengangs verläuft.
Quelle: Blausen.com staff (2014)

Körperliche Anstrengung, Bücken, Heben, Pressen oder Niesen, Schnäuzen und große Höhenunterschiede (Fliegen, Bergtouren, Tauchen) oder auch laute Geräusche (Tullio-Phänomen = Schwindel durch Schalleinwirkung) können für übermäßige Druckerhöhungen sorgen und den Schlauch bzw. die Auskleidungen der Hohlräume verletzen.

Sind die **Bogengänge** betroffen, entwickeln sich **attackenartige Drehschwindelbeschwerden.** Sind die Hohlräume des Innenohrs, in denen sich die **Gleichgewichtssäckchen** befinden, betroffen, tritt **Schwankschwindel** auf. Weitere Symptome sind Unsicherheiten beim Stehen und Gehen, Hörstörungen und Tinnitus.
Eine Perilymphfistel heilt häufig innerhalb weniger Wochen wieder ab, wenn wir uns Bettruhe mit etwas hochgelagertem Oberkörper gönnen und körperliche Anstrengungen wie Bücken, Niesen oder Pressen bewusst vermeiden und kontrollieren. Ist eines der Fenster im Innenohr eingerissen, kann es operativ verschlossen werden (= Tympanotomie).

Eine Unterform der Perilymphfistel sind die **Dehiszenzsyndrome.** Damit sind traumatisch oder degenerativ bedingte Einbrüche der knöchernen Abdeckung bzw. Umhüllung der Bogengänge gemeint. Eine solche Öffnung im hinteren oder vorderen Bogengang ist unnatürlich, sodass der Druckausgleich im Innenohr wie bei einer Fistel nicht mehr stimmt. Das Problem kann lediglich chirurgisch behoben werden. Obwohl die Schwindelbeschwerden umgehend verschwinden, sollte nach einer Operation zunächst eine Schonfrist eingehalten werden und ein langsamer Belastungsaufbau erfolgen. Die Erfahrung zeigt, dass **Übungen der vestibulären Rehabilitationstherapie (VRT) im Rahmen einer ergo- oder physiotherapeutischen Begleitung** sinnvoll sind, insbesondere wenn ein hoher Leidensdruck bzgl. des vorangegangen Schwindels bestanden hat.

▶ Morbus Menière

Menschen mit dieser sehr schweren Innenohrerkrankung leiden unter **ausgeprägten Drehschwindelanfällen, die schubweise auftreten.** Einige Menschen erleben eine Aura (Vorbote), andere werden sozusagen vom Schwindel überfallen. Die Anfälle können etwa 20 Minuten bis hin zu Stunden andauern. Die Symptomatik schließt Übelkeit/Erbrechen, vegetative Erscheinungen (Schweißausbrüche, Herzrasen u. Ä.), schwankende Hörminderungen, Tinnitus (Ohrgeräusche) und ein Völle- bzw. Druckgefühl im Ohr mit ein. Hörminderungen, Tinnitus und ein Völle- bzw. Druckgefühl können im Sinne einer Aura vor einer drohenden Attacke auftreten. Ein Morbus Menière beginnt einseitig und kann auf das andere Ohr übergehen.

Hinter den Beschwerden steht vermutlich ein **endolymphatischer Hydrops.** Damit ist ein pathologischer Flüssigkeitsstau in den Gängen und Höhlen des Gleichgewichtsorgans und der Hörschnecke gemeint. Wie dieser zustande kommt, ist noch nicht genau geklärt.

Die Anfälle des Morbus Menière lassen sich nicht immer vorhersagen. Betroffene fühlen sich sicherer, wenn sie einen Spuckbeutel und eine symptomlindernde Medikation bei sich führen, die ihnen ihr Arzt empfohlen hat. Das Mitführen eines Handys, um im Bedarfsfall die Notfallnummer 112 wählen zu können, und ein Menière-Ausweis (erhältlich z. B. über KIMM e. V. und die Deutsche Tinnitusliga e. V.) erleichtert Helfern, die Situation zu erkennen, schneller nachzuvollziehen und im Sinne des Betroffenen richtig reagieren zu können.

Man kann sich gut vorstellen wie der Symptomenkomplex des Morbus Menière die berufliche und persönliche Alltagsgestaltung beeinflusst. Angst, Scham und das Gefühl des Ausgeliefertseins gegenüber dem schwindelbegleitenden Gleichgewichtsverlust, der Außenstehende an das Torkeln eines Betrunkenen erinnert, belasten viele Betroffene sehr. Die emotionalen Belastungen können sich in ihr Denken und Fühlen tief einbrennen. Wenn die gesamte Alltagsgestaltung aus einem Schwindelgefühl besteht, sollten die Betroffenen **psychotherapeutische Interventionen in Betracht ziehen (Krankheitsverarbeitung).** Das Wissen, dass Schwindel bei Morbus Menière auf organischer Ebene ausgelöst wird, hilft oft schon weiter (vgl. Schaaf 2016, S. 56).

In anfallsfreien Phasen kann **vestibuläre Rehabilitationstherapie (VRT)** zu einer Stabilisierung des vestibulären Gleichgewichtssystems und zur Kompensation der Gleichgewichtsausfälle im zentralen vestibulären Abschnitt des Hirnstamms beitragen.

Es gibt auch eine gute Nachricht: Die markanten Drehschwindelanfälle des Morbus Menière lassen nach einigen Jahren nach. Es bleiben aber ähnliche Symptome der bereits besprochenen Vestibulopathie bestehen.

Es gibt noch weitere Erkrankungen im peripheren Anteil des vestibulären Systems. So kann sich auf dem Gleichgewichtsnerv ein gutartiger Tumor (Vestibularisschwannom, Akustikusneurinom) bilden. Auch eine Entzündung des Gleichgewichtsorgans (Labyrinthitis) selbst kann Schwindelbeschwerden hervorrufen.
Eine besondere Form der peripheren Schwindelbeschwerden ist der ungefährliche, anfallsweise auftretende Lagerungsschwindel (BPLS, benigner paroxysmaler Lagerungsschwindel).

▶ Lagerungsschwindel (BPLS)

Wer schon einmal einen Lagerungsschwindel erlebt hat, kennt die heftigen Drehschwindelattacken. Sie können bis zu einer Minute andauern und lösen ggf. Übelkeit (manchmal auch Erbrechen) aus. Dazu gesellt sich ein charakteristisches Augenzittern (Nystagmus), das andere beobachten, wenn sie einem Betroffenen bei einer Attacke in die Augen schauen.

Beim Lagerungsschwindel zeigt sich eine klassische Trias von
Drehschwindelgefühl
\+
Augenbewegungsstörung
mit ruckartigen, schneller werdenden und dann abklingenden Bewegungen der Augäpfel
\+
Bewegungsunsicherheit
ohne Anzeichen neurologischer Erkrankungen
(wie z. B. Lähmungen, Sensibilitäts-, Sprechstörungen, Gedächtnisverlust)

Lagerungsschwindel erleben die meisten Menschen beim Umdrehen im Bett, und zwar zur Seite des involvierten Bogengangs, oder beim Aufstehen aus dem Bett, beim Bücken, Aufrichten, bei Nackenlage des Kopfes (Hochschauen) oder Kopfvorneige (Hinunterschauen).
Die Mehrzahl der Betroffenen, die Schwindelambulanzen aufsuchen, leidet statistisch gesehen unter Lagerungsschwindel. Er kann zusätzlich neben anderen Schwindelerkrankungen vorkommen und ist altersunabhängig (vgl. Jahn 2016a, 2016b).

Was passiert im Innenohr? Wir erinnern uns: Das Gleichgewichtsorgan im Innenohr setzt sich aus fünf kleinen Organen zusammen: drei Bogengänge, die die Kopfbewegungen in den drei Raumebenen registrieren und die zwei Gleichgewichtsorgane Sacculus und Utriculus, die die gradlinige (lineare) Beschleunigung messen.
Bestandteil der Otolithenorgane Sacculus und Utriculus ist eine Gelmatte, auf der unzählige kleine Gleichgewichtssteinchen (Otokonien) befestigt sind. Lösen sich einige davon, wandern

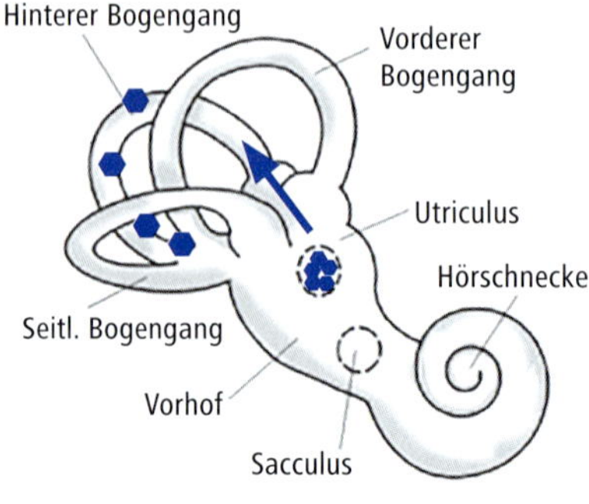

Abb. 6: Wie Lagerungsschwindel entsteht
Quelle: modifiziert nach https://commons.wikimedia.org/w/index.php?curid=1819705

sie durch die Schwerkraft in einen Bogengang und lagern sich dort am Ende ab. Hier befinden sich allerdings die Messsensoren (Cupula) für unsere Kopfbewegungen. Die Otokonien irren nun bei jeder Kopfwendung oder -neigung umher und reizen die Messfühler des Bogengangs so, dass Falschmeldungen produziert werden. So unangenehm wie der Lagerungsschwindel ist, so ungefährlich sind jedoch seine Symptome. Der Lagerungsschwindel ist im Prinzip eine „mechanische" Störung und keine wirkliche Erkrankung.

Wie kann man zuverlässig feststellen, ob man unter einem Lagerungsschwindel leidet?

Aufgrund der **typischen Charakteristika** ist der Lagerungsschwindel leicht zu erkennen. Ärztlich gesichert wird die Diagnose Lagerungsschwindel durch Beobachtung des Augenzitterns (Nystagmus), das beim Hinlegen in einer bestimmten Kopfstellung (ca. 45° Seitwendung) auslösbar ist. Der Nystagmus des Bogengangschwindels fängt langsam an, steigert sich und ebbt wieder ab. Diesen Nystagmus gibt es bei keinem anderen Krankheitsbild mit dem Hauptsymptom Schwindel. Solange der typische Ablauf des Augenzitterns beobachtet werden kann, erlebt der Betroffene einen karussellähnlichen Drehschwindel.

Damit stehen die Parameter für die Wirksamkeit der Maßnahmen fest, die den Lagerungsschwindel verschwinden lassen können.

! Um sich vom Lagerungsschwindel zu befreien, müssen Lagerungsmanöver durchgeführt werden. Es gibt für jeden der drei Bogengänge spezielle Lagerungs- bzw. Repositionsmanöver, die dem Zweck dienen, die fehlgeleiteten Otokonien wieder zurückzutransportieren.

Entsprechende Anleitungen erhalten Sie von Ihrem Arzt, Ihrer Krankenkasse oder im Internet. Da der Rücktransport der Gleichgewichtskristalle den gleichen beschwerdemachenden Drehschwindel auslöst, was für die Betroffenen sehr unangenehm sein kann, und klar sein muss, welcher Bogengang betroffen ist, ist es sinnvoll, sich die passenden Lagerungsmanöver zeigen zu lassen.

Sind die Attacken besonders heftig oder angsteinflößend oder verschwinden sie nicht nach selbstständiger Durchführung, **lassen Sie sich von einem spezialisierten Therapeuten unterstützen.**

Obwohl die meisten Menschen nach wenigen Lagerungsmanövern keinen Schwindel mehr verspüren und mit der Strategie der Lagerungsmanöver sich selbst umgehend helfen können, kann ein ständiger Fokus auf den Schwindel das Erfolgserlebnis überlagern. Starke Emotionen wie Ängste vor einem erneuten Auftreten des Lagerungsschwindels fördern eventuell die Ausbildung eines Schwindelgedächtnisses.

Um das Problem einzudämmen, kann ergänzend zu ärztlichen Interventionen u. a. Bewegung mit zur aktuellen Leistungsfähigkeit passenden Übungen nach den Prinzipien der vestibulären Rehabilitationstherapie (VRT) und eine psychotherapeutische Aufarbeitung des Schwindelerlebens durchgeführt werden.
Die körperlichen Übungen mit Bewegungen, die die Vestibularorgane reizen, machen uns das vorhandene vestibuläre Gleichgewicht wieder bewusst.

Weitere wissenswerte Fakten zu Schwindelbeschwerden

Eines haben Erkrankungen mit dem Hauptsymptom Schwindel des peripher-vestibulären Abschnitts (Vestibularapparat und Gleichgewichtsnerv) unabhängig von der Ursache gemeinsam: Meist tritt Drehschwindel auf, oft verbunden mit Übelkeit, Erbrechen, Gleichgewichtsstörungen zu einer bestimmten Seite und typischen, definierten Augenbewegungsstörungen. Sofern beide Gleichgewichtsorgane involviert sind, erlebt man eher Schwankschwindel.

Peripher-vestibuläre Schwindelsymptomatiken weisen im Gegensatz zu einem zentral-vestibulären Schwindelgeschehen weder neurologische Symptome (z. B. Lähmungen, Sprachstörungen) auf, noch neuropsychologische Probleme (z. B. Gedächtnis-, Konzentrationsprobleme). Einzig die räumliche Orientierung kann gestört sein. Schwindelbetroffene haben dann Probleme, sich durch den umgebenden Raum sicher und zielgerichtet fortzubewegen. Eine intakte Raumvorstellung und -fähigkeit wird durch Sinnesreize des sensomotorischen Systems und den dazugehörigen Reflexen gewährleistet (vgl. S. 13 und 37).

Der zentral-vestibuläre Schwindel: Unterbrechungen im komplexen Netzwerk unseres Kopfes: Hirnstamm, Kleinhirn und Großhirn

Alle Impulse, die von unseren Gleichgewichtsorganen über den Gleichgewichtsnerv zum Gehirn transportiert werden, werden direkt am Eingang, dem Hirnstamm, über einen Reflex koordiniert. Von hier werden die entsprechenden Informationen an das Gehirn weitergeleitet. Sinn und Zweck der Zusammenarbeit unserer Gleichgewichtsorgane mit anderen Zentren ist eine ausgewogene Koordination unseres Bewegungsapparates und der Augenmuskulatur.

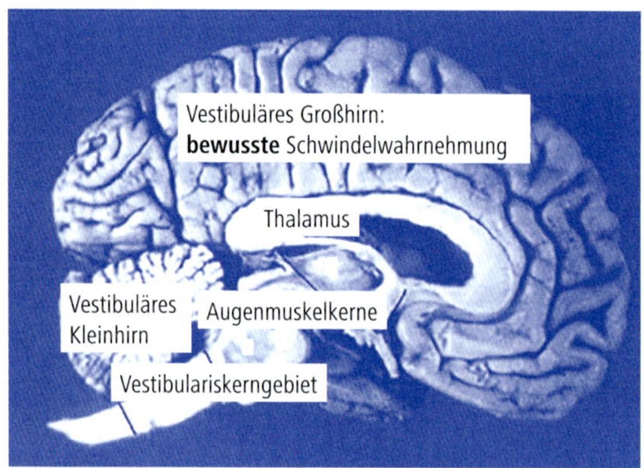

Abb. 7: Unbewusste Verarbeitungszentren von Sinnesreizen

Im **zentralen Nervensystem** gibt es **zahlreiche Nervenleitungen mit hochkomplexen Schaltstellen, die direkt und über Umwege mit dem Gleichgewichtsorgan kommunizieren.** An der Stelle, an der unser rechter und linker Gleichgewichtsnerv (Nervus vestibularis) vom jeweiligen Gleichgewichtsorgan kommend in den Hirnstamm eintreten, befindet sich eine **Ansammlung mehrerer Nervenkerne (Nuclei vestibulares).** Sie bestehen aus Nervenzellkörpern und fungieren im zentralen Nervensystem als Umschaltstelle für den Gleichgewichtsnerv. Von hier aus führen zigtausende Nervenbahnen zu verschiedenen Abschnitten des Gehirns und zurück in den Körper und sorgen für eine abgestimmte Kopf- und Augenbewegung sowie ein ausbalanciertes Gleichgewicht, wenn wir uns bewegen.

Die wichtigsten Gebiete unseres Gehirns, die mit dem Vestibulariskerngebiet im Hirnstamm verbunden sind, sind das **Augenmuskelzentrum im Mittelhirn** und das **vestibuläre Verarbeitungszentrum im Kleinhirn.** Damit die Informationsverarbeitung reibungslos abläuft, spielt sich hier alles unbewusst bzw. reflexhaft ab. Erst die Nervenbahnen, die zum vestibulären Wahrnehmungszentrum im Großhirn verlaufen, lassen uns klar erkennen, ob uns schwindelig ist oder ob wir uns schwindelfrei im Gleichgewicht fühlen.

Die unbewussten Anteile unserer Gleichgewichtsregulation werden vor allem von dem sogenannten **vestibulookulären Reflex (VOR)** gesteuert. Dieser Reflex **organisiert jeweils passende Ausgleichsbewegungen zwischen den Augenmuskeln und unseren Kopfbewegungen.**

Wir erinnern uns: Das Gleichgewichtsorgan arbeitet im stetigen Austausch mit dem visuell-okulomotorischen System. Die Augenmuskulatur richtet den Blick bei eingehenden Sinnesreizen so aus, dass wir unsere Umwelt jederzeit klar fokussieren können. Können wir das nicht, leiden wir unter Schwindel.

Ein zweiter wichtiger Kooperationspartner unserer Gleichgewichtsorgane ist der **vestibulospinale Reflex (VSR)**. Über diesen Reflex, der ebenfalls im Hirnstamm seinen Platz hat, werden die Körperbewegungen gesteuert.
Wenn Ihnen schwindelig ist, bemerken Sie meist auch Gleichgewichtsunsicherheiten, Schwanken oder Wackeln. Vielleicht haben Sie Schwierigkeiten, geradeaus zu gehen oder das Gefühl, zur Seite zu kippen. Das kommt daher, dass die Vestibulariskerne vielschichtige Informationen verwalten, die auf unser Gleichgewicht und die Orientierung Einfluss nehmen, während wir uns bewegen.

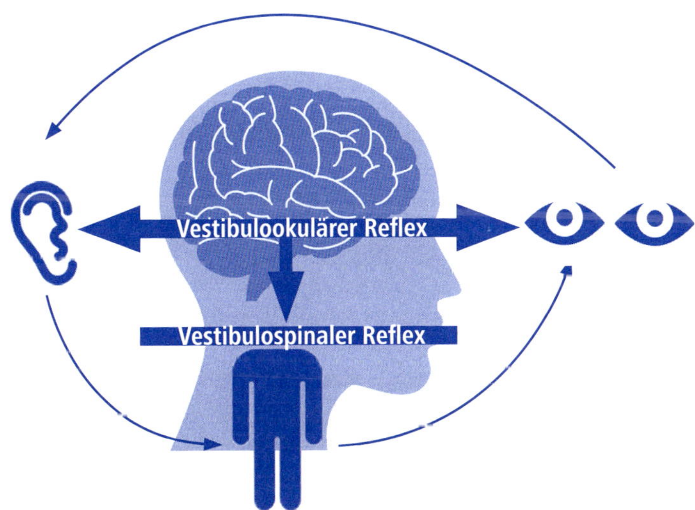

Abb. 8: Die unbewussten Anteile unserer Gleichgewichtsregulation

Diese wichtige Arbeit für unsere körperliche Gleichgewichtsregulation wird im „Team" erledigt:

- von der **Somatosensorik** – den Körpersensoren, mit denen wir unsere Umwelt spüren, ertasten, optisch bzw. visuell erfassen und Geräusche wahrnehmen können,
- von der **Tiefensensibilität (Propriozeption)** – den Fühlern an unseren Muskeln, Sehnen und Gelenken, die ihre Spannung stetig anpassen, um das Gleichgewicht zu gewährleisten.

Die Körpersensoren (Somatosensorik) gleichen ihre Informationen mit dem **vestibulospinalen System** ab. Damit ist der **Anteil der Gleichgewichtsregulation** gemeint, der mit dem **Gleichge-**

wichtsorgan im Innenohr zusammenarbeitet. Die Aufgabe besteht darin, Körperbewegungen zu generieren, die zu den durch Kopfbewegung und Beschleunigungsreizen ausgelösten Meldungen der Gleichgewichtsorgane im Innenohr passen. So wird unser körperliches Gleichgewicht im Lot gehalten. Wenn ich bspw. meinen Kopf nach rechts wende, um in ein Schaufenster zu schauen, dann muss ich noch in der Lage sein, geradeaus weiterzugehen und nicht zur Seite abzudriften. Die Vielfalt der **gleichgewichtsregulierenden Verbindungen und Zentren** gewährleistet, dass unser Gehirn immer genau weiß, welche Körperhaltung wir momentan einnehmen und wie wir die Stellung unseres Körpers im Raum wahrnehmen oder wie wir uns im umgebenden Raum zielgerichtet bewegen müssen, um z. B. nicht anzuecken.

Der hochkomplexe Austausch im Gehirn kann leicht durch neurologische Erkrankungen wie z. B. Infarkte, Schlaganfälle, Durchblutungsstörungen, Hirntumore, Entzündungsprozesse (z. B. Hirnhautentzündung) usw. gestört oder unterbrochen werden. Auch chronische Erkrankungen (z. B. Morbus Parkinson) oder die **vestibuläre Migräne** nehmen Einfluss auf diese Vernetzungen. Typische Zeichen für Schwindelbeschwerden im zentral-vestibulären Abschnitt unserer Gleichgewichtsregulation sind neben dem Schwank- oder Benommenheitsgefühl und den Gleichgewichtsstörungen auch das Auftreten anderer körperlicher oder mentaler Beeinträchtigungen. Dazu gehören Probleme zu sprechen, sich etwas merken zu können, allseits orientiert zu sein sowie einseitige Lähmungserscheinungen, Taubheits- oder Kribbelgefühle usw.

Schwindel bei zentral-vestibulären Schädigungen (Gehirn)

Erkrankungen, die das zentral-vestibuläre System im Gehirn treffen können:

- Hirnblutungen (Infarkt, Gefäßmissbildungen usw.)
- Epilepsie
- Gehirntumore
- Sonderformen des M. Parkinson
- Hirnabbauprozesse (z. B. Alzheimer Demenzen)
- Entzündungen (z. B. Meningitis)
- u. v. m.

vorrangig behandlungswürdige Symptome:

- Lähmungen der Extremitäten
- Gefühlsstörungen (z. B. Taubheit)
- Gedächtnis- und Konzentrationsstörungen
- Sprach- und Sprechstörungen
- und andere Symptome

Die Erholung der geschädigten Hirnareale kann bei dem Symptom Schwindel durch vestibuläres Training beschleunigt werden. (Brandt et al. 2013)

Wenn Sie bei einer neurologischen Erkrankung unter Schwindelbeschwerden leiden, stehen die ärztlich verordneten Behandlungsmaßnahmen im Vordergrund. Diese sind in der Regel auf die ursächliche Erkrankung ausgerichtet. Wenn Sie z. B. einen Infarkt im Hirnstamm oder Kleinhirn hatten, wird es zunächst um lebensrettende Maßnahmen und passende Medikamente gehen. In der Rehabilitationsphase können Sie Ihrem Gehirn mit gezieltem Bewegungstraining helfen, den Schwindel zu besiegen.

Bestimmte Elemente aus der vestibulären Rehabilitationstherapie unterstützen eine schnellere Erholung der geschädigten Hirnareale. Hier können Gleichgewichtsübungen im Sitzen, Stehen und Gehen helfen. Ein Gleichgewichtstraining sollte mit Kopf- und Augenbewegungsübungen ergänzt werden. Ein Fixationstraining, wie bei peripher-vestibulären Erkrankungen mit dem Leitsymptom Schwindel, hilft nur in wenigen Fällen, z. B. bei begrenzten Schädigungen im vestibulären Kleinhirn oder Schädigungen der vestibulären Nervenbahnen und Zentren im Hirnstamm. Ein spezialisierter Ergo- oder Physiotherapeut wird Ihnen die Übungen zeigen, die zu Ihrem Schwindelproblem passen.

Ein zentral-vestibuläres Geschehen, bei dem Schwindel eine Rolle spielt, soll hier noch beschrieben werden. Es handelt sich um **vestibuläre Migräneattacken** und ihre Sonderformen. Die vestibulären Migräneformen sind sehr vielgestaltig und können mit der bekannteren Kopfschmerzmigräne einhergehen. Schwindel und Kopfschmerzen können versetzt auftreten (manchmal in Abständen bis hin zu Jahren). Sie können alle Anzeichen einer klassischen Migräne – angefangen von Kopfschmerz, über Übelkeit bis zur Geräusch- und Lichtempfindlichkeit – aufweisen. Die vestibuläre Migräne kann sich aber auch ohne den typischen Kopfschmerz zeigen und ist daher schwierig zu diagnostizieren.

Die Ursachen sind noch nicht ausreichend geklärt. Dennoch können Sie neben einer medikamentösen Behandlung Ihr Leiden daran lindern, indem Sie folgende wichtige Maßnahmen ergreifen.

- Erwiesen ist, dass zwei- bis dreimal pro Woche **Ausdauersport** Schwindel sowie das Risiko Bluthochdruck, Demenz oder Diabetes zu bekommen, deutlich verringert.
- Stress als Trigger einer vestibulären Migräne kann beispielsweise durch **klassische Entspannungsverfahren** (z. B. Yoga, autogenes Training, Qigong), ein ruhiges Hobby oder durch das Abschalten mit einem guten Buch oder Film vermindert werden.
- **Ausreichend Schlaf** sorgt dafür, dass sich Hirn- und Körperfunktionen erholen und Sie ausreichend Kraft tanken. Geregelter Schlaf stärkt das Gedächtnis und unser Immunsystem und sorgt auch für Erholung der Muskeln.
- Die **Veränderung von Essgewohnheiten**, regelmäßiges Essen und der Verzicht auf bestimmte Nahrungsmittel, alkoholische Getränke und Nikotin können helfen.

Seriöse Aufklärung, praktische Hinweise und Tipps, Kopfschmerztagebücher und vieles mehr finden Sie beispielsweise auf folgenden Webseiten:

- https://www.neurologen-und-psychiater-im-netz.org
- www.gesundheitsinformation.de

Neben den peripher- und zentral-vestibulären Schwindelsyndromen kann Schwindel durch weitere Faktoren in unseren Körpersystemen ausgelöst werden. Diese sollen nun in den folgenden Kapiteln angesprochen werden.

Überblick möglicher Schwindelauslöser

- **Schwindel bei Gehirnschädigungen:** Neurologische Erkrankungen aller Art, die sich im Hirnstamm, Kleinhirn und vestibulärem Zentrum des Großhirns abspielen, z. B. Entzündungen, Hirntumore, Infarkte, vestibuläre Migräne oder Schädigungen im Nervensystem außerhalb des Gehirns (z. B. Polyneuropathie)
- **Schwindel durch Atemwegserkrankungen** (z. B. Asthma, COPD, Lungenkrankheit, chronische Bronchitis)
- **Schwindel durch Hormonstörungen** (z. B. Erkrankungen der Schilddrüse, der Hypophyse, der Nebennieren)
- **Schwindel durch Stoffwechselstörungen** (z. B. Diabetes mellitus, Fettstoffwechsel, Gicht)
- **Schwindel durch unausgewogenen Elektrolythaushalt** (z. B. Austrocknung, gestörter Mineralhaushalt)
- **Schwindel durch Augenprobleme:** Augenbewegungsstörungen (Okulomotorik), aber auch Brillenschwindel, Netzhaut-, Hornhauterkrankungen
- **Schwindelverursacher Blutgefäße:** z. B. Blutdruckveränderungen (Hypotonie, Hypertonie), orthostatische Dysregulation, Arteriosklerose, Gefäßmissbildungen
  Herz: Herzrhythmusstörungen, Herzschwäche, Durchblutungsstörungen der Herzkranzgefäße, Herzklappen- oder Herzmuskelentzündung
  Blut: Anämie, Bluteindickung in großen Höhen
- **Schwindel durch sonstige Auslöser:** z. B. Bewegungsmangel, Alkohol, Rauchen, Drogen, Medikamente

Schwindelwahrnehmungen nehmen Einfluss auf unser Erleben, sodass wir das Erlebte gedanklich und gefühlsmäßig einordnen und entsprechend handeln.

| Schwindel als Folge von Ungleichgewichten außerhalb des vestibulär geregelten Gleichgewichts – vorbeugen und sich fit halten

Medizinisch wird unter dem Begriff Schwindel ein Drehen, Schwanken oder Benommenheits-/Betrunkenheitsgefühl verstanden, das sich durch Störungen oder Schädigungen in der vestibulär geregelten Gleichgewichtssteuerung bemerkbar macht.

Schwindelerleben kann sich durch Erkrankungen der inneren Organe entwickeln. Je nachdem, welches innere Organ oder Sinnesorgan betroffen ist, werden Schwindelempfindungen in der Symptomkonstellation anders beschrieben als vestibuläre Schwindelsyndrome. Diese als Schwindel empfundenen Auswirkungen einer gestörten Tätigkeit unserer inneren Organe wirken indirekt auf die Gleichgewichtsfunktionen des vestibulären Systems und der anderen Gleichgewichtsregulationssysteme unseres Körpers und Gehirns.

Beispiele für nicht-vestibuläre Schwindelempfindungen

- **niedriger Blutdruck (Hypotonie, orthostatische Dysregulation), Austrocknung (Dehydratation), Anämie (Blutarmut):** Benommenheits-, Dreh- oder Ohnmachtsschwindel, Schwarzwerden vor den Augen
- **hoher Blutdruck (Hypertonie):** Benommenheits-, Schwankgefühl, Bewegungsunsicherheit
- **Gefäßerkrankungen (Arteriosklerose):** Drehschwindel, Benommenheitsgefühl, Leere im Kopf
- **Herzerkrankungen:** Schwarzwerden vor den Augen, Benommenheitsgefühl, Ohnmacht (Synkope)
- **Erkrankungen der Atemwege, Diabetes mellitus:** meist Benommenheitsschwindel, Unsicherheit im Gehen und Stehen/Gleichgewichtsstörungen, die als Schwindel erlebt werden
- **Schilddrüsenfunktionsstörungen:** Schwindelempfindungen entsprechen meist denen bei niedrigem oder hohem Blutdruck
- **Augenerkrankungen** (z. B. Netzhauterkrankungen, Augenmuskelparesen): Schwindel als Verschwommen- oder Doppeltsehen, die Umwelt zieht nach oder wackelt
- **Schäden der Halswirbelsäule** (z. B. durch Abnutzung, Verspannung, als Unfallfolge): meist Schwankschwindel oder sehr kurze Drehschwindelattacken

Hinzu kommen weitere Symptome je nach Grunderkrankung in unterschiedlicher Gewichtung wie Tinnitus (Ohrgeräusche, -sausen), vegetative Reaktionen (z. B. Herzklopfen, Kaltschweißigkeit, Hitzegefühle), Atemnot, Kopfschmerzen, Müdigkeit, Schlafstörungen, Muskelkrämpfe, schwere Beine u. v. m. Es ist wichtig, solche Beschwerden beim Haus- und Facharzt abklären zu lassen, damit eine entsprechende Behandlung erfolgen kann.

Natürlich können auch Sie einen Anteil am Verschwinden dieser Schwindelformen leisten, indem Sie Ihren persönlichen Lebensstil verändern:

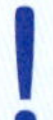

Eine gesunde Ernährung, ausreichend Schlaf und genügend Bewegung unterstützen die Balance unseres Hormon- und Stoffwechselhaushaltes und die Funktionstüchtigkeit unseres Organismus.

Medikamente sind bei vielen Erkrankungen unerlässlich. Die Inhaltsstoffe einiger Medikamente können jedoch als **Nebenwirkung Schwindel** verursachen (z. B. von Schmerz-, Rheuma-, Bluthochdruckmitteln, Diuretika, Antibiotika). Hier sollten Sie regelmäßige Kontrolluntersuchungen in Anspruch nehmen und gemeinsam mit Ihrer Ärztin/Ihrem Arzt Nutzen und Risiken besprechen.

Unsere Gleichgewichtsorgane im Innenohr sowie unser Gehirn freuen sich über einen Verzicht auf übermäßigen Genuss von Alkohol und Nikotin oder Drogen anderer Art.
Alkohol zum Beispiel gelangt selbst in kleinen Mengen unmittelbar nach Aufnahme zum Innenohr, sodass die Bogengänge falsche Reize an das Gehirn senden und Drehschwindel entstehen kann. Das Kleinhirn reagiert daraufhin ebenfalls empfindlich und verursacht entsprechend seiner Koordinationsaufgabe innerhalb der Gleichgewichtsregulation zusätzliche Koordinationsprobleme unserer Körper- und Augenbewegung.
Genauso wenig ist **Nikotin** ein Genuss für unser Gleichgewichtsorgan, da Gifte wie Nikotin auf gleichem Wege wie Nährstoffe über das Blut dorthin gelangen. Es gilt also, sich gut zu überlegen, welche Stoffe man seinem Organismus und damit auch den für das Gleichgewicht verantwortlichen Sinnessystemen zumutet.

Schadstoffe am Arbeitsplatz können ebenfalls ungünstig auf das Gleichgewichtsorgan und die gleichgewichtregulierenden Strukturen einwirken.
Der Umgang mit Lacken, Farben, schadstoffbelasteten Werkstoffen usw. sowie Einflüsse am Arbeitsplatz wie Dämpfe, Staub, Abgase, erfordern besondere Schutzmaßnahmen, die entsprechend der Arbeitsschutzmaßnahmen unbedingt eingehalten werden müssen. Atemschutzmasken, Handschuhe und passende Arbeitskleidung verhindern das Eindringen von Schadstoffen in den Körper. Auch **Hobbybastler und -gärtner** sollten an solche Maßnahmen denken.

Schwindelerleben im Kindes- und im höheren Lebensalter – die Balance wiederfinden

Auch im Kindes- und Jugendalter wird über unangenehme Schwindelgefühle geklagt. Statistisch gesehen steigt aber die Häufigkeit von Schwindelbeschwerden mit zunehmendem Alter.

Schwindel bei Kindern – was tun?

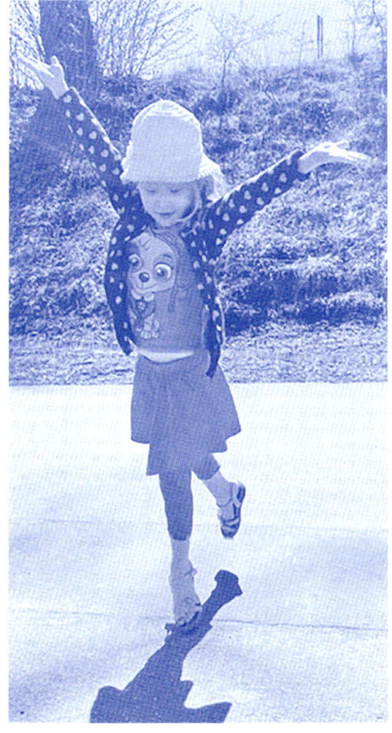

© Heike Christmann

Die Grundbausteine des menschlichen Gleichgewichtsorgans bilden sich bereits im Mutterleib ab dem 22. Entwicklungstag aus. Nach sechs Wochen sind die Bogengänge für ihre sensorische Gleichgewichtsarbeit bereit. In der Kindheit reagieren die Gleichgewichtsorgane besonders sensibel und sorgen für eine stetige Weiterentwicklung des Gleichgewichtssinns.
Wie beim erwachsenen Menschen bestimmen die vestibulären Komponenten Kopf-/Augen-/Körperbewegung die Balance- und Koordinationsfähigkeit im kindlichen Alltag. Wenn das Gleichgewicht eines Kindes aus den Fugen gerät, wird es die Lust am Spielen, Klettern, Turnen und Zusammensein mit anderen Kindern verlieren.

Das Leitsymptom Schwindel bei Kindern und Jugendlichen findet sich analog zu den Erkrankungen im Erwachsenenalter und wird von ärztlicher Seite mit denselben Verfahren untersucht. Ausgehend von den Schilderungen des Kindes, den Beschreibungen der Eltern und den klinischen Untersuchungsbefunden wird die Behandlung ausgerichtet. Beispielsweise wird ein kindlicher Lagerungsschwindel mit dem passenden Lagerungsmanöver behandelt (vgl. Jahn 2016b).

Die Haltungskontrolle und das Gleichgewicht in Bewegung kann nach den Gesichtspunkten der vestibulären Rehabilitationstherapie (VRT) altersentsprechend und spielerisch gefördert werden.

Häufige Schwindelauslöser im Kindesalter

- Schädelhirntraumata
- Gutartiger Lagerungsschwindel
- Vestibuläre Migräne
- Orthostatischer Schwindel (eher Jugendliche)
- Kinetose, Höhenschwindel, Bewegungsschwindel (motion sickness)
- Funktioneller Schwindel im Zusammenhang mit psychosozialem Stress, Über- oder Unterforderung
- Infektionen (Röteln, Masern, Mumps usw.)
- Mittelohrentzündungen mit Beteiligung vestibulärer Strukturen
- Eher seltener:
  - Vestibularisparoxysmie
  - Vestibulopathie
  - Fisteln
  - Erbkrankheiten (z. B. episodische Ataxie)
  - Tumor in der hinteren Schädelgrube

Schwindel im höheren Lebensalter – Stürze vermeiden

Die Folgen von Schwindelbeschwerden im höheren Lebensalter sind ein großes Problem, da Schwindelbeschwerden die Betroffenen oftmals von altersgerechten Betätigungen und Aktivitäten abhalten und sich das Rückzugsbedürfnis und die Bewegungsvermeidung verstärken. Soziale Kontakte, gesellschaftliche Teilhabe und so lange wie möglich die bisherigen Alltagsverrichtungen selbstständig durchführen zu können, halten hingegen das Gehirn und den Körper in Bewegung. Sämtliche damit verbundenen Sinnesreize stützen die Gleichgewichtsfunktionen und mindern das Sturzrisiko.

In dem Maße wie die körperliche Leistungsfähigkeit sukzessive nachlässt, wird Bewegungsplanung in komplexen Situationen immer mehr zu einer Herausforderung. Gehen und sich dabei unterhalten oder Orientierung in einer Umgebung mit vielen Menschen, lauten Geräuschen und schlechten Lichtverhältnissen fällt schwerer. Bewegung ist dennoch das A und O. Wenn Sie sich im fortgeschrittenen Alter regelmäßig bewegen, erhalten Sie damit Ihre Körperkraft und Koordinationsfähigkeit.

Auch wenn Schwindel längst keine reine Alterserscheinung mehr ist, so ist es im Alter genauso wichtig wie in jüngeren Jahren, der Schwindelursache auf die Spur zu kommen und den Schwindel nicht als „Alterszipperlein“ zu bagatellisieren.

Auf körperlicher Ebene sind die häufigsten Auslöser für Schwindel, Gleichgewichtsstörungen und Stürze:

- Alterungsprozesse unserer Sinne bzw. sensorische Defizite beim Sehen, Hören, Fühlen und des Bewegungsapparates
- Schwindel und Gleichgewichtsstörungen als Medikamentennebenwirkungen
- neurologische Erkrankungen (z. B. Morbus Parkinson, Demenzen, Kleinhirndegeneration, Polyneuropathien)
- Gangstörungen auch aus ängstlicher Verunsicherung/Fallangst
- eine destabilisierende nach vorne gebeugte Haltung beim Gehen
- mangelhafte Anpassung des Fortbewegungstempos an die jeweilige Situation (v. a. bei vielen Umweltreizen)
- fehlende Einsicht betreffend der Nutzung von Mobilitätshilfen (z. B. Gehstock, Rollator)

Im Alter gibt es oft mehrere Auslöser für Schwindelwahrnehmungen. Dennoch ist Ihr Alter kein Grund, sich wegen des Schwindels und ggf. damit verbundenen Verunsicherungen und Ängsten zurückzuziehen und sich die Lebensfreude vom Schwindel nehmen zu lassen.

Neben ärztlichen Maßnahmen ist Bewegung der wichtigste Aspekt, um Gesundheit, Teilhabe und eine gute Stimmung bestmöglich zu erhalten. Altersgerecht ausgeführte Gymnastik, Gleichgewichtsübungen, sportliche Betätigungen (z. B. Walking, Schwimmen) und die üblichen Alltagsverrichtungen können diese Anforderung erfüllen und auch Menschen im fortgeschrittenen Alter im Gleichgewicht halten.
Auch Unternehmungen mit anderen Menschen und das Pflegen von Kontakten, Reisen und das Ausprobieren von Neuem, wie das Lernen einer Fremdsprache oder Ähnliches fördern das innere und körperliche Gleichgewicht.

Ergo- und physiotherapeutische Angebote für die ältere Generation können die Prognose bei Schwindelerkrankungen im Alter verbessern. Dazu gehören u. a.:

- Sturzprophylaxe, Beweglichkeitsförderung, vestibuläre Rehabilitationstherapie (VRT)
- geistige Fitnessübungen (ergotherapeutisches Hirnleistungstraining)
- Unterstützung bei der Entwicklung von Tagesstruktur, Entdeckung von Beschäftigungsmöglichkeiten, Pflegen sozialer Kontakte

| Wenn Schwindel unser Denken und Fühlen bestimmt – der funktionelle und funktionell-phobische Schwindel

Ungewollte bzw. nicht selbst provozierte Schwindelwahrnehmungen werden verständlicherweise als weitgehender Verlust von Halt, Kontrolle und Orientierung erlebt. Schwindel ergreift somit den ganzen Menschen. Das kann zu massiven Ängsten vor erneuten, wiederkehrenden Schwindelerlebnissen führen. Hat man sich von organischen Schwindelbeschwerden weitgehend erholt, kann die Angst, dem Schwindel ausgeliefert zu sein, weiterhin bestehen. Auch hier gibt es eine gute Botschaft: Man kann diesen Schwindelgefühlen aufrecht entgegentreten.

Schwindelgefühle ohne Ende – woher sie kommen

Nach organisch verursachten Schwindelproblemen bleiben häufig subjektive Gang- und Standunsicherheiten (das Gefühl zu schwanken oder zu kippen) zurück. Viele Menschen trauen sich aufgrund des Schwindelerlebens kaum noch unter Menschen, weder in den Supermarkt noch zu Veranstaltungen. Die Schwindelempfindungen wechseln oder steigern sich über den Tag. Doch wenn Sie einmal darüber nachdenken, wann Sie das letzte Mal **tatsächlich** gestürzt sind, kommen Sie vermutlich zu dem Ergebnis, dass Sie eigentlich den Boden unter den Füßen behalten.

Unser Gehirn spielt hier eine große Rolle. Es ist bekannt, dass unser Angst- und Emotionsnetzwerk aufgrund der Angst vor erneutem Schwindel oder Schwindel bei aufkommenden Ängsten übermäßig beansprucht wird. Das löst Störungen der Informationsverarbeitung in den gleichgewichtsregulierenden Zentren des Gehirns aus. Ähnlich einer Stresssituation, depressiven Stimmungslage oder im Zuge emotionaler Belastungen verändert sich die Reizweiterleitung der eingehenden Impulse bzw. Informationen im zentralen Nervensystem.
Darauf reagiert unser Gehirn und versucht das gewohnte Gleichgewicht über eine erhöhte Produktion von Neurotransmittern (Nervenbotenstoffen) und Hormonausschüttung wiederherzustellen. Diese körperlichen Vorgänge werden von uns als Schwindel und gestörtes Gleichgewicht interpretiert – obwohl die vestibulären Gleichgewichtskomponenten einschließlich der dazugehörigen Augen- und Kopf-Körperkoordination stimmig sind.

Funktionellen Schwindel erkennen und wieder verschwinden lassen

Das Ergebnis der im vorhergehenden Abschnitt beschriebenen Vorgänge wird in der Medizin als **funktioneller Schwindel** bezeichnet. Wie gesagt ist diese Form des Dauerschwindels einschließlich des funktionell-phobischen Schwindels eine häufige nachvollziehbare **Begleit- und Folgeerscheinung bei und nach organischen und/oder physiologischen Schwindelerlebnissen** (Kinetosen, Höhenschwindel usw.). Da man den Schwindel keinesfalls wiederhaben möchte, fängt man an, die eigene Bewegung ständig zu beobachten, und gerät so in einen Zustand der andauernden Selbstkontrolle. Infolgedessen gibt man dem Bedürfnis nach, die eigene Haltung und Bewegung sicherheitshalber vermehrt zu überprüfen und zu korrigieren. Die Eigenbeobachtung nimmt zunehmend eine Funktion ein, mit der man persönliche Sicherheit und Stabilität erreichen und erhalten möchte.
Tatsache ist aber, dass das Beobachten der eigenen Bewegung die Gleichgewichtssysteme hemmt, ihren Aufgaben nachzugehen, und die visuell-okulomotorischen Anteile der Gleichgewichtsregulation überlastet. Das führt zu Erschöpfung und Müdigkeit – und Schwindelphänomenen.

Funktionelle Schwindelkomponenten brauchen unser bewusstes Erkennen und Verinnerlichen, dass die Körpersysteme im Großen und Ganzen funktionieren. Wenn Schwindel unser Denken und Fühlen bestimmt, ist es bedeutsam, wieder ausreichend Vertrauen in das Vorhandensein des körperlichen Gleichgewichts und der Haltungsstabilität zu entwickeln. Das bedeutet, **sich der Angst zu stellen und statt des Schwindelgefühls die vorhandenen Gleichgewichtsfähigkeiten zu beobachten.** Versucht man es immer wieder, kommt man bald zu dem Schluss, dass das verbliebene Schwindelgefühl insbesondere bei hoher Beanspruchung an die Gleichgewichtskomponenten, wie z. B. bei sportlicher Betätigung und in angenehmer Gesellschaft, nachlässt oder gar nicht vorhanden war.

Schwindelverstärkend wirken oft zwischenmenschliche Konflikte oder berufliche Probleme, anderweitige emotionale Belastungen oder Überforderungssituationen. Da gilt es, gemeinsam pragmatische Lösungen für eine adäquate Alltagsbewältigung zu erarbeiten, das Vermeidungsverhalten aufzulösen und kleine Aufgaben oder Übungsprogramme zu erstellen, die man im Alltag umsetzen kann. Möglichkeiten sinnstiftende Erfahrungen zu machen, sollten zu den Interessen und der persönlichen Motivation passen. Hier ist auch sinnvoll, enge Bezugspersonen aufklärend mit einzubeziehen.

Gute Erfahrungen können mit Übungen der vestibulären Rehabilitationstherapie (VRT) gesammelt werden. Körperliches Training, physio- und ergotherapeutisch begleitet, und ergotherapeutische Unterstützung bei der Alltagsbewältigung ergänzend zu verhaltenstherapeutisch ausgerichteten Interventionen der Psychotherapie und ärztlichen Maßnahmen können den

Fokus auf das Schwindelerleben durchbrechen helfen. Schwindelangst und Angstschwindel überwinden heißt, unangenehme Schwindelwahrnehmungen und Gleichgewichtsprobleme aktiv und bewegt anzugehen.

Funktionelle Entwicklung von Schwindelbeschwerden

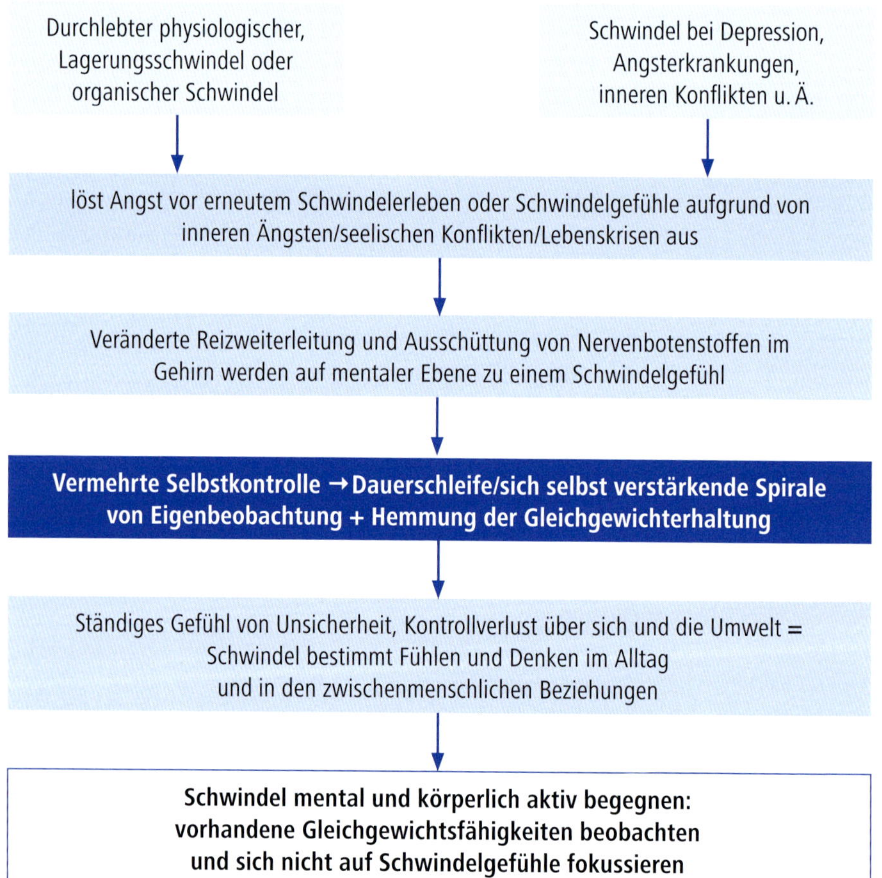

| Standbeine der Schwindelbehandlung – Kontrolle, Sicherheit und Halt neu entdecken und stärken

In den vorherigen Kapiteln wurde deutlich gemacht, dass Bewegung das A und O dafür ist, die Sinne für ein schwindelfreies Gleichgewicht zu schärfen. Schwindel ist ein Symptom für ein körperliches Ungleichgewicht und daher medizinisch abklärungsbedürftig. Um einer möglichen Chronifizierung der Schwindelfolgen entgegenzuwirken, sollte man nicht nur gut über die eigenen Schwindelbeschwerden informiert sein. Unabhängig davon, ob Sie in einer Klinik oder ambulant untersucht bzw. behandelt wurden, ist es besonders empfehlenswert, proaktiv dem Schwindel entgegenzutreten.
Die Wirksamkeit der ärztlichen und ggf. psychotherapeutischen Behandlungen kann durch **Übungen der vestibulären Rehabilitationstherapie (VRT) unter therapeutischer Begleitung unterstützt werden.** Sie machen den aktiven Part der Schwindelbehandlung aus.

Bei der vestibulären Rehabilitationstherapie (VRT) handelt es sich um eine Sammlung spezieller Übungen, die – neben Lagerungsmanövern zur Behebung des ungefährlichen Lagerungsschwindels – mit Übungen gegen Schwindelbeschwerden die vestibulären Anteile der Gleichgewichtsregulation in Schwung bringen. Die Ursprünge der VRT reichen in die 1940er Jahre zurück. Die Schwindelforscher Cawthorn und Cooksie entwickelten u. a. Ballübungen, die gezielt die vestibulären Komponenten der Gleichgewichtsregulation anregen:

- das visuell-okulomotorische System durch Augenbewegung
- die Vestibularapparate (das Innenohr mit seinen fünf kleinen Gleichgewichtsorganen: drei Bogengänge, die Gleichgewichtssäckchen Sacculus und Utriculus) durch Kopfbewegung
- sowie das körperliche Gleichgewicht (Sensomotorik/Propriozeption)

Im Laufe der Jahrzehnte wurden die Übungsprogramme auf Basis wissenschaftlicher Forschungsergebnisse der Schwindelexperten erweitert und sind heute ein wichtiges Standbein der Schwindelbehandlung.

Die VRT stellt bei vielen Erkrankungen mit dem Hauptsymptom Schwindel eine sinnvolle Therapieoption dar, um die gestörte Sinnesverarbeitung in die richtige Richtung zu verändern. Ihre Prinzipien und Wirkungsweisen lassen sich auf physiologischer Ebene erklären. Alle Übungen haben zum Ziel, Störungen im vestibulären Gesamtsystem zu kompensieren. Im besten Fall kann kontinuierliches Üben bei vestibulären Funktionsausfällen durch kooperierende Ersatzsysteme ausgeglichen werden (Substitution). Bleiben vestibuläre Defizite dauerhaft bestehen, helfen die Übungen eine gewisse Gewöhnung zu erreichen (Habituation), mit der man besser zurechtkommt.

VRT spricht die komplex vernetzten physiologischen, sinnlichen und mentalen Funktionsfähigkeiten an. Augen- und Kopfbewegungs- sowie körperliche Gleichgewichtsübungen beschäftigen das Gehirn, drängen Ängste in den Hintergrund. Gleichzeitig fördern sie das Bewusstsein für die eigene Balance und somit die Gewissheit, den Alltag sowohl bei persönlichen und beruflichen Belangen wie auch bei Freizeitaktivitäten wieder schwindelfrei bewältigen zu können.

Augen- und Kopfbewegungsübungen in der vestibulären Rehabilitation

Ein wesentlicher Part der Schwindelrehabilitation ist ein gut funktionierendes visuell-okulomotorisches System, das einen engen und wichtigen Kooperationspartner des vestibulären Gesamtsystems darstellt. Dabei geht es um die Funktionstüchtigkeit der Augenmuskelarbeit, nicht um die Sehschärfe, die mit einer Brille korrigiert werden kann.

Im Normalfall sind unsere Augenmuskeln in der Lage, sich bei jedem Blick durch den Raum hin zu einem Sehziel passend zu koordinieren und gleichlaufend auszurichten. Wenn wir zum Beispiel nach rechts schauen, wenden sich beide Augäpfel nach rechts. Bei Blick auf einen Gegenstand dicht vor den Augen wandern die Augäpfel mehr zur Nase hin, während die Augäpfel bei Blick in die Ferne wieder auseinanderdriften (nicht mit Schielstellungen zu verwechseln).

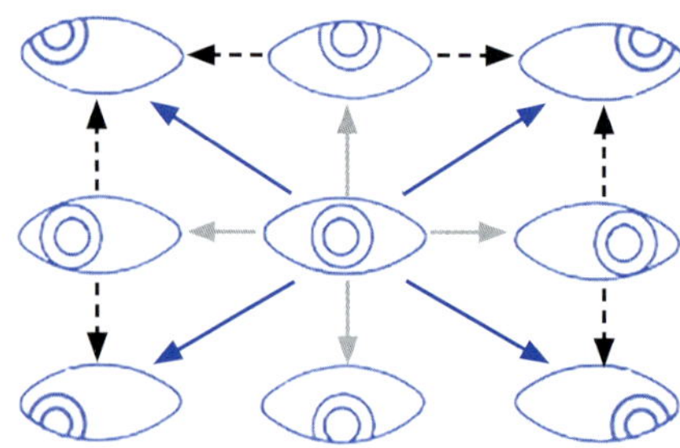

Abb. 9: Augenbewegungen

Um uns in der Umgebung orientieren zu können, brauchen wir weitere Fähigkeiten unserer Augenmuskulatur. Dazu gehören Augenbewegungen, mit denen wir rasch den Raum abscannen können, um uns den nötigen Überblick zu verschaffen. Wir müssen zwischen verschiedenen Sehzielen hin- und herschauen und dann das jeweils anvisierte Sehziel sofort scharf erfassen können (z. B. zwischen zwei Gesichtern oder dem Blick von der Vase zum Obstteller). Neben den linear verlaufenden Augenbewegungen werden auch rollende Augenbewegungen generiert. Es geht immer darum, etwas, das uns interessiert und bedeutsam erscheint, klar in den Fokus zu holen.

Wenn sich etwas bewegt, können unsere Augen diese Bewegung verfolgen (z. B. einen Vogel, ein vorbeifahrendes Auto). Auch wenn wir uns selbst bewegen, reagieren die Augenmuskeln und helfen uns dabei, die Umgebung stabil zu erfassen. Diese hochkomplexen Leistungen der visuell-okulomotorischen Systeme vollziehen unsere Augen ständig – unabhängig davon, wer oder was sich wie und wo bewegt oder sich eben unbewegt an einem Punkt befindet. Außerdem werden unsere Augenmuskeln auch von unwillkürlich einwirkenden Sinnesreizen dirigiert, wie z. B. von dem Summen einer Biene, das die Aufmerksamkeit weckt. Es gibt noch weitere Faktoren, die die visuell-okulomotorische Arbeit beeinflussen.

Bei vestibulären Schwindelbeschwerden tanzen die Augenbewegungen aus der Reihe. Die Funktionstüchtigkeit der Okulomotorik und der Fixationsfähigkeit sind in der ärztlichen Diagnostik sehr aussagekräftig. Sie geben einen Hinweis, woher die Schwindelbeschwerden kommen können. Die verschiedenen Abschnitte der vestibulären Gleichgewichtsregulation und ihrer Netzwerke weisen unterschiedliche Bewegungsstörungen der Augenmuskulatur auf. Augenbewegungen können mit Übungen trainiert werden, die die eigens dafür vorgesehenen Netzwerke aktivieren.

Dazu gehören die

- **Blickhaltefunktionen,** um ein Objekt anvisieren und klar erkennen zu können, einschließlich der feinsten Augenbewegungen, die für unsere Fixationsfähigkeit notwendig sind, um alle Details erkennen zu können,
- **Augenfolgebewegungen,** welche glatt und flüssig verlaufen, um ein bewegtes Objekt verfolgen zu können,
- **Sakkaden,** bei denen unsere Augäpfel rasch von A nach B springen.

Dazu gehören auch die durch den vestibulo-okulären Reflex generierten Augenbewegungen (Nystagmus). Sie sorgen bei Kopfbewegung und Geschwindigkeitseinflüssen dafür, dass wir uns selbst und im Kontext mit der Umwelt als stabil und zielorientiert erleben.

Das Besondere an den Übungen aus der vestibulären Rehabilitationstherapie ist, dass ein **übliches Gleichgewichtstraining durch die Augenbewegungs- und Kopfbewegungsübungen erweitert wird.** Alle Übungen, die die Augenmuskelarbeit fördern, werden zunächst ohne, dann mit Kopfbewegung durchgeführt. Je nach Grad der schwindelerregenden Beeinträchtigungen können sie zuerst im Liegen, dann im Sitzen, Stehen und Gehen ausgeführt werden. Sie gipfeln in miteinander koordinierten Augen- und Kopfbewegungen und im Weiteren in körperlichen Gleichgewichts-/Balancetrainingsinhalten.

Menschen ohne Schwindelbeschwerden erscheinen die Übungen oft banal, für Menschen mit Schwindel können sie eine enorme Herausforderung darstellen. Die selbstständige Durchführung kann Überwindung kosten, weil die Übungen Schwindel auslösen und die Betroffenen sich vielleicht mit den schwindelbezogenen Gleichgewichtsunsicherheiten, Ängsten und Befürchtungen konfrontiert sehen. Deshalb ist es wichtig, das passende Übungsniveau herauszufinden und die Sinnessysteme nicht zu über- oder unterfordern. Auch helfen nicht alle Übungen gleich gut. Der Effekt ist vom Störungsort im vestibulären Gleichgewichtssystem abhängig. Beispielsweise sind Fixationsübungen mit Kopfbewegung bei Schädigungen im zentralen Nervensystem/Gehirn oft wenig hilfreich, während sie bei Störungen im Gleichgewichtsorgan und Gleichgewichtsnerv durchaus wirksam sind. Die Übungen haben analog zu den Funktionen der Augenmuskeln willkürliche, bewusst ausgeführte Übungsanteile und können auch unwillkürliche Augenbewegung generieren. Je nach Schwindelproblem gibt es Übungen, die vorrangig, und andere Übungen, die ergänzend geübt werden sollten.

Damit Sie nicht die Lust am Üben verlieren und sich die Aussicht auf Erfolg behalten, ist die therapeutische Begleitung empfehlenswert. Sie können zahlreiche Übungen im Internet finden (s. S. 55) und in der Literatur entdecken. Effektiver wird es, wenn versierte Ergo- und Physiotherapeuten ein zum Symptombild passendes Übungsprogramm gemeinsam mit Ihnen erarbeiten und während des Genesungsprozesses sukzessive anpassen (z. B. erst im Sitzen üben oder sofort auf dem Balancepad). Manchmal führt man Übungen unbemerkt weniger effizient aus, weil Tipps und Hinweise fehlen, oder es werden unbewusst bestimmte Kopf- und Augenbewegungen vermieden, man dirigiert seine Blickbewegungen zu kontrolliert, zu langsam oder zu schnell. Angst vor dem Fallen kann eine Steigerung der Übungsanforderungen verhindern.

Abschließend bleibt noch der Hinweis, dass die Inhalte dieses Ratgebers den ärztlichen Besuch nicht ersetzen und dieses auch nicht gewollt ist. Dennoch soll der Ratgeber allen Menschen, die unter Schwindel leiden, Möglichkeiten aufzeigen, einen gangbaren Weg hin zum persönlichen Gleichgewicht zu entdecken, und Mut machen, diesen individuell zu gehen. Angemerkt werden soll auch, dass im Sinne der Betroffenen viel geforscht und fortgebildet wird und damit auch Perspektiven durch neue Heilungsmethoden geschaffen werden.

Vestibuläre Rehabilitationstherapie (VRT) für schwindelfreies Gleichgewicht – ein kurzgefasster Überblick

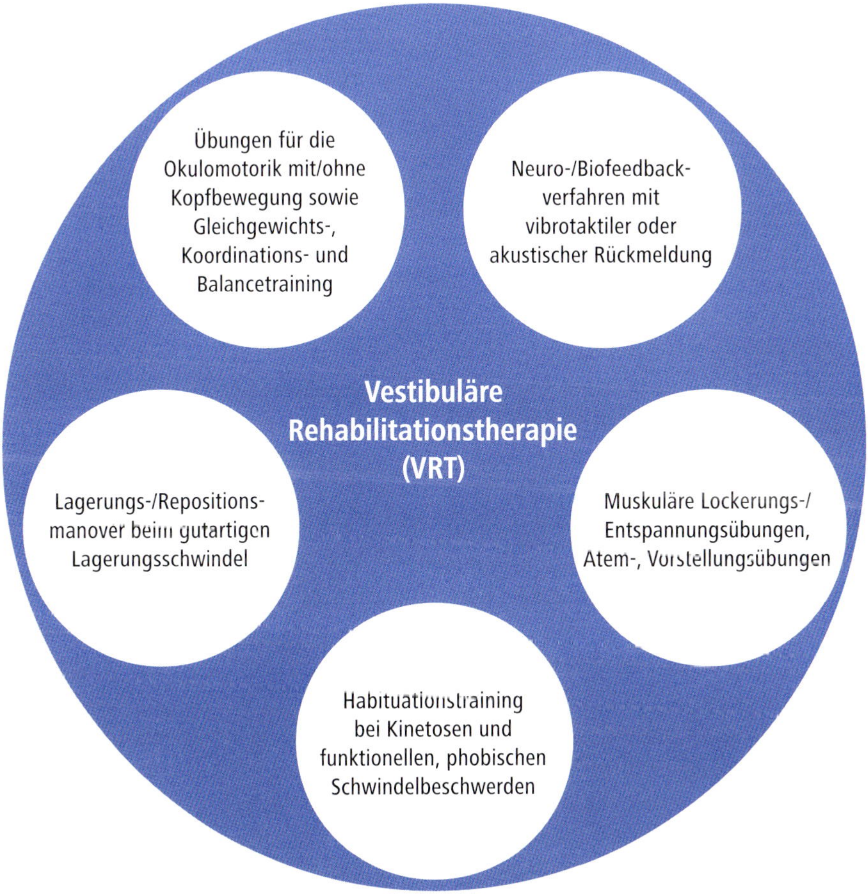

Vestibuläre Rehabilitationstherapie (VRT)

Übungen für die Okulomotorik mit/ohne Kopfbewegung sowie Gleichgewichts-, Koordinations- und Balancetraining

Neuro-/Biofeedbackverfahren mit vibrotaktiler oder akustischer Rückmeldung

Lagerungs-/Repositionsmanover beim gutartigen Lagerungsschwindel

Muskuläre Lockerungs-/Entspannungsübungen, Atem-, Vorstellungsübungen

Habituationstraining bei Kinetosen und funktionellen, phobischen Schwindelbeschwerden

Literatur

Brandt T, Dieterich M, Strupp M (2013): Vertigo – Leitsymptom Schwindel. Heidelberg: Springer 2. Auflage.

Bronstein A, Lempert T (2017): Schwindel: Praktischer Leitfaden zur Diagnose und Therapie. Stuttgart: Schattauer.

Büki B, Jünger H, Bauer W (2007): Schwindel & Gleichgewichtsstörungen: Ursache, Diagnose, Therapie. Wien: Verlagshaus der Ärzte.

Christmann H, Kellerer S (2010): Blickstabilisation und Augenbeweglichkeit: Bausteine zur neurophysiologisch-alltagsorientierten Gleichgewichtsrehabilitation in der Ergotherapie. praxis ergotherapie 6.

Hamann K-F (2005): Schwindel: 150 Fragen und Antworten. München: W. Zuckschwerdt Verlag.

Hegemann S (2010): Die Entstehung von Kinetosen. In: Plinkert PK, Klingmann Ch (Hrsg.): Hören und Gleichgewicht. Im Blick des gesellschaftlichen Wandels, Heidelberg: Springer, 185–193.

Jahn K (2016a): Schwindel und Gleichgewichtsstörungen in der Neurorehabilitation. neuroreha 8: 153–157, DOI 10.1055/s-0042-118063.

Jahn K (2016b): Vertigo and dizziness in children. In: Furman JM, Lempert T (Eds.): Handbook of Clinical Neurology, Vol. 137 (3rd series) Neuro-Otology, DOI 10.1016/B978-0-444-63437-5.00025-X, Elsevier B.V.

Jahn K, Freiberger E, Eskofier BM, Bollheimer C, Klucken J (2019): Balance and mobility in geriatric patients: Assessment and treatment of neurological aspects. Journal of Neurology DOI 10.1007/s00415-019. Heidelberg: Springer.

Jahn K, Kressig RW, Bridenbaugh SA, Brandt T, Schniepp R (2015): Dizziness and Unstable Gait in Old Age, Dtsch Ärztebl Int 112: 387–393.

Lacour M, Bernard-Demanze L (2014): Interaction between Vestibular Compensation Mechanisms and Vestibular Rehabilitation Therapy: 10 Recommendations for Optimal Functional Recovery. https://www.ncbi.nlm.nih.gov/pmc/articles/PMC4285093/

Reiß M, Reiß G (2006): Therapie von Schwindel und Gleichgewichtsstörungen. Bremen: Uni-MED.

Schaaf H: Gleichgewicht und Schwindel (2016): Wie Körper und Seele wieder auf die Beine kommen. Kröning: Asanger Verlag, 6. erweiterte Auflage.

Schädler S (2016): Gleichgewicht und Schwindel: Grundlagen, Untersuchung, Therapie. München: Elsevier.

Zwergal A, Strupp M (2019): Medikamentöse Therapie bei Schwindel. DNP – Der Neurologe und Psychiater 20 (2).

Zwergal A, Möhwald K, Dieterich M (2017): Schwindel in der Notaufnahme. Der Nervenarzt 88: 587–596.

Internetadressen

AWMF online: Leitlinien der deutschen Gesellschaft für Neurologie:
Schwindel-Diagnostik: https://www.dgn.org/images/red_leitlinien/LL_2012/pdf/ll_48_2012_schwindel_-_diagnose.pdf,
Schwindel-Therapie: https://www.dgn.org/images/red_leitlinien/LL_2012/pdf/ll_49_2012_schwindel__therapie.pdf

DEGAM S3-Leitlinie Akuter Schwindel in der Hausarztpraxis: https://www.degam.de → Portal für Ärzte → Leitlinien → Akuter Schwindel in der Hausarztpraxis

Morbus Menière: https://www.tinnitus-liga.de/pages/tinnitus-sonstige-hoerbeeintraechtigungen/morbus-meniere/im-akutfall.php

Offizielle Klassifikation für Schwindel: http://www.jvr-web.org/ICVD.html

Hilfreicher Lesestoff für Betroffene (Print, Internet usw.)

Hinweis der Autorin: Es gibt ein sehr großes Literaturangebot für Betroffene, sodass hier nur eine kleine Auswahl getroffen werden konnte. Die Übungen in den Faltblättern sind nur sehr kurz skizziert. Ein wesentlicher Effekt ist, dass durch die Übungen Schwindel ausgelöst wird. Für eine korrekte Durchführung sollten sie zunächst unter therapeutischer Anleitung eingeübt werden. Gleiches gilt für Internet-Videos, Apps u. Ä.

Deutschen Seniorenliga e. V.: Wenn sich alles dreht – Schwindel im Alter, https://www.deutsche-seniorenliga.de/pdf/schwindel.pdf

Faltblatt Übungen gegen Schwindel vom Schwindelzentrum Jena, https://www.mdr.de/hauptsache-gesund/schwindeltraining100.html

Faltblatt Übungsanleitungen für Patienten mit Schwindel und Gleichgewichtsstörungen, https://www.hennig-am.de/fileadmin/Medien/Website/Produkt-PDFs/Vertigo_Hennig/Uebungsanleitungen_Schwindel.pdf

Faltblatt Schwindelübungen und Schwindeltagebuch: https://www.schwabe.at/wp-content/uploads/2019/10/VER_Brosch_1910_0430054_L_WEB.pdf (ab Seite 5)

Hamann K-F, Hamann K: Schwindel (2017): 200 Fragen und Antworten – Ein Ratgeber für Patienten. E-Book, München: W. Zuckschwerdt Verlag.

Institut für Qualität und Wirtschaftlichkeit im Gesundheitswesen (IQWIG): https://www.gesundheitsinformation.de → Themen von A–Z → Schwindel

Schaaf H (2016): Gleichgewicht und Schwindel: Wie Körper und Seele wieder auf die Beine kommen. Kröning: Asanger Verlag, 6. stark erweiterte Auflage

Service des Ärztlichen Zentrums für Qualität in der Medizin (ÄZQ) im Auftrag von Bundesärztekammer und Kassenärztlicher Bundesvereinigung: https://www.patienten-information.de/kurzinformationen/schwindel

Weiss T (2017): Schwindel ohne Befund: Systematisches Training für Gleichgewicht und Sicherheit. München: Südwest Verlag

Adressen von spezialisierten Schwindel-Zentren

Es gibt inzwischen über ganz Deutschland verteilt zahlreiche spezialisierte Kliniken und Praxen, die sicherlich auch in Ihrer Nähe zu finden sind. Einen Überblick finden Sie hier:

- https://www.vertigo-klinge.de/metanavigation/schwindelambulanzen/

Beispiele für Schwindelambulanzen

- Deutsches Schwindel- und Gleichgewichtszentrum (DSGZ am LMU – Klinikum München), Marchioninistraße 15, D-81377 München; http://www.schwindelambulanz-muenchen.de/
- Tinnitus-Klinik und Ohr- und Hörinstitut Hessen am Krankenhaus Bad Arolsen, PD Dr. Hesse und Dr. Schaaf, Große Allee 50, 34454 Bad Arolsen
- Universitätsklinikum Essen, Schwindel-Zentrum Essen – Klinik und Poliklinik für Neurologie, Hufelandstraße 55, 45147 Essen
- Klinik und Poliklinik für Neurologie/Universitätsklinikum Carl Gustav Carus Dresden, Fetscherstraße 74, 01307 Dresden, www.uniklinikum-dresden.de

Beispieladressen für die Suche nach Selbsthilfegruppen

- https://www.tinnitus-liga.de/pages/dtl-2012-wir-ueber-uns/selbsthilfe-gruppen/gruppe-suchen.php
- http://www.dmkg.de/migraeneselbsthilfegruppen

Informationen zu Morbus Menière

- https://www.kimm-ev.de

Adresse für die Suche nach einer Rehaklinik

- https://www.rehakliniken.de/krankheiten/schwindel